Pandemien

Seuchen, die unsere Welt gefährden

&

wie die Gesellschaft ihren Atem anhält

W0303062

Paul Tschmil
Copyright © 2020 Paul Tschmil
Alle Rechte vorbehalten.
ISBN: 9798635626122

Inhalt

Haftungsausschluss und rechtliche Hinweise

Dieses Werk ist urheberrechtlich geschützt. Die Übersetzung und Vervielfältigung dieses Werkes oder Teile des Werkes sind ohne die ausdrückliche Zustimmung des Autors untersagt. Alle Quellen und Studien, die zur Erstellung dieses Buches herangezogen wurden, wurden vorher ausgiebig überprüft und für qualitativ hochwertig befunden. Dennoch erfolgt die Umsetzung der darin vorgestellten Empfehlungen auf eigenes Risiko. Der Verlag und der Autor können weder Haftung für Personen-, Sach- oder Vermögensschäden übernehmen, noch für die Richtigkeit und Aktualität der hier enthaltenen Informationen garantieren. Beachten Sie, dass der Inhalt dieses Werkes auf der persönlichen Meinung des Autors basiert, zum Unterhaltungszweck dient und nicht mit medizinischer Hilfe gleichgesetzt werden darf. Bitte befragen Sie Ihren Arzt zu den in diesem Buch vorgestellten Empfehlungen, bevor Sie diese befolgen.

Einleitung

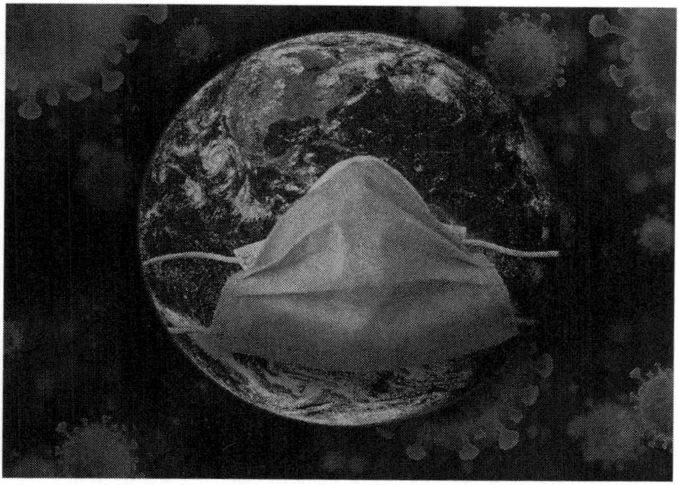

Pandemien sind im Lauf der Geschichte immer wieder aufgetreten. Die Menschheit hat trotzdem überlebt. Das Ziel dieses Buches ist es, über die großen Pandemien in der Geschichte der Menschen aufzuklären. Vor welche Herausforderungen waren die damaligen Menschen gestellt, um ihr Überleben zu sichern? Welche Probleme entstanden damals und wie konnten diese bewältigt werden? Dieses Buch soll dabei helfen, aus vergangenen Pandemien zu lernen und so die Probleme der heutigen Pandemie besser zu bewältigen.

Das Wort Pandemie stammt von dem altgriechischen „pandemia“ ab und bedeutet „das ganze Volk“. Im Gegensatz zu einer Endemie, die lokal begrenzt verläuft, ist eine Pandemie weltweit verbreitet. Es sind alle Kontinente der Erde von der Infektionskrankheit betroffen.

Damit eine weltübergreifende Infektionskrankheit auftreten kann, sind mehrere Faktoren erforderlich. Ein bisher unbekannter, pathogener Erreger entsteht durch eine Mutation und verursacht bei den infizierten Menschen schwere bis tödlich verlaufende Erkrankungen. Aufgrund seiner Virulenz breitet sich der Erreger sehr schnell innerhalb der Bevölkerung aus.

Die Pandemie verläuft normalerweise in drei Phasen:

1. Interpandemische Periode

In dieser Phase besteht noch keine direkte Bedrohung der Menschen. Ein Virus befindet sich bereits in einem Tierreservoir, ist aber noch nicht auf die Bevölkerung übertragen worden. Eventuell ist der Virus noch nicht ansteckend für Menschen. Es muss erst eine Mutation erfolgen, die es dem Virus ermöglicht, an humanen Zellen anzudocken.

2. Pandemische Alarmperiode

Durch eine Mutation des Virus erkranken auch Menschen. Da sich der Virus noch nicht gut angepasst hat, erfolgt die Ausbreitung nur langsam durch engen Kontakt. Sobald sich der Virus an die menschlichen Zellen angepasst hat, kann er schneller übertragen werden. Die Infektionskrankheit ist noch auf ein begrenztes Gebiet beschränkt. Das Risiko eine Pandemie muss allerdings schon in Betracht gezogen werden.

3. Pandemische Periode

Der Virus kann sich immer rascher ausbreiten. Eine große Zahl an Menschen erkrankt. Die Gesundheitssysteme sind überlastet und brechen teilweise zusammen. Durch Reisen und Güterverkehr wird der Virus auch in andere Länder verbreitet. Sobald alle Kontinente betroffen sind, wird von der WHO (World Health Organisation) eine Pandemie-Warnung veröffentlicht.

Historische Pandemie

In der Geschichte der Menschheit treten immer wieder Infektionskrankheiten auf, die einen großen Teil der Bevölkerung betreffen. Bei Untersuchungen von Skeletten aus Massengräbern konnten zahlreiche Krankheitserreger identifiziert werden, die in der damaligen Zeit Pandemien verursachten. Die Ergebnisse dieser Untersuchung liefern interessante Fakten zu der Beeinflussung der menschlichen Entwicklung und Geschichte durch weit verbreitete Krankheiten. Dadurch lernen wir heute, wie wir mit neuen Massenerkrankungen umgehen können.

Je tiefer wir in die Geschichte der Menschheit eintauchen, umso ungenauer sind häufig die historischen Quellen. Teilweise können über die Ursache der weit verbreiteten Infektionskrankheiten nur Vermutungen angestellt werden.

Ein kurzer Überblick über historische Seuchen:

430 bis 426 v. Chr.: in Athen wütet eine Seuche, die 100 000 Menschenleben kostet. Der Erreger konnte anhand der historischen Überlieferungen nicht identifiziert werden. Wahrscheinlich handelte es sich um Fleckfieber, das durch Rickettsien verursacht wird.

165 bis 180 n. Chr.: die Antoninische Pest fordert im Römischen Reich fünf Millionen Tote.

250 bis 271 n. Chr.: die Cyprianische Pest kostet 500 000 Menschen im Römischen Reich das Leben. Beide Pesterkrankungen könnten durch ein Pockenvirus verursacht worden sein.

541 bis 770 n. Chr. brach in Europa und Vorderasien die Pest aus. Die durch Bakterien (Yersinia pestis) verursachte Seuche forderte 50 Millionen Todesfälle. Über 200 Jahre lang brach die Seuche alle 15 bis 25 Jahre wieder aus.

1346 bis 1353 n. Chr.: In Europa, Vorderasien und Nordafrika brach erneut die Beulenpest aus. Der Schwarze Tod kostete 200 Millionen Menschen das Leben. Die Bevölkerung der betroffenen Länder wurde um ein Drittel reduziert.

1494 n. Chr. forderte die Syphilis in Europa über 50 000 Tote.

1520 n. Chr. wurden von den spanischen Eroberern Pockenviren in Mexiko eingeschleppt. 10 Millionen Menschen starben. Die eingeborene indianische Bevölkerung wurde stellenweise fast vollständig ausgerottet.

1576 bis 1578 n. Chr. forderte ein Hämorrhagisches Fieber in Mexiko weitere zwei Millionen Tote.

1629 bis 1631 n. Chr. brach in Mailand die Große Pest aus. 300 000 Menschen starben.

1665 bis 1666 n. Chr. forderte die Pest von London mehr als 100 000 Tote. 20 % der Bevölkerung Londons starben.

1775 bis 1778 verbreiteten sich Pockenviren entlang der Westküste Nordamerikas. 11 000 Tote waren die Folge.

1813 n. Chr. forderte das Fleckfieber, das durch Bakterien (Rickettsien) verursacht wurde in Mainz unter den Soldaten der napoleonischen Armee und den Zivilisten fast 40 000 Tote.

1816 bis 1851 n. Chr. wütete die Cholera in Europa, Asien und Amerika. 200 000 Menschen starben an der Krankheit.

1852 bis 1860 n. Chr. erreichte die Cholera Russland. Eine Million Tote waren die Folge.

1875 n. Chr. forderte das Masernvirus 40 000 Tote auf Fidschi.

1889 bis 1890 n. Chr. trat weltweit eine Influenza-Pandemie mit einer Million Toter auf.

1892 n. Chr. brach erneut die Cholera in Hamburg aus. 10 000 Menschen starben.

1899 n. Chr. erkrankten in Südafrika 60 000 Menschen an Typhus. 9000 Menschen überlebten nicht.

1916 trat in den USA die erste große Polio-Epidemie mit 6000 Toten auf.

1918 bis 1920 wütete weltweit die Spanische Grippe. Das Influenzavirus A/H1N1 verursachte 70 Millionen Todesfälle.

1957 bis 1958 trat eine weitere Grippe Pandemie durch das Influenzavirus A/H2N2 auf. Die Asiatische Grippe kostete zwei Millionen Menschen das Leben.

1968 bis 1970 verbreitete sich das Influenzavirus A/H3N3 weltweit. An der Hongkong Grippe starben eine Million Menschen, davon in Deutschland 30 000.

Seit 1980 verbreitet sich das HI-Virus, ein Retrovirus, weltweit. Ein Ende dieser Pandemie ist noch nicht in Sicht.

Die **erste Pandemie des 21. Jahrhunderts** wurde **2002 und 2003** durch SARS-CoV ausgelöst und forderte weltweit 1000 Menschenleben.

2009 und 2010 verbreitete sich wieder ein Influenzavirus weltweit. An A/H1N1 2009, dem Auslöser der Schweinegrippe, starben 15 000 Menschen, davon 258 in Deutschland.

2010 trat nach einem Erdbeben in Haiti erneut die Cholera auf. Über 10 000 Menschen starben.

2012 bis 2019 verbreitete sich Mers-CoV weltweit. Das nur schwer übertragbare Virus löste bei 2428 Menschen Erkrankungen aus. 35 % der Infizierten starben.

Seit 2014 grassiert in Afrika das Ebolafieber. Der Ausbruch forderte über 12 000 Tote.

2017 breitete sich die Cholera im Jemen aus. Eine Million Menschen erkrankten, 3000 starben.

2020: Weltweit wird durch ein neues Virus eine Pandemie verursacht. Die Anzahl der Infizierten und der Todesfälle liegt noch nicht vor. Durch dieses Buch sollen die Leser über die historischen Pandemien aufgeklärt werden und lernen, wie sie sich heute besser schützen und die Krise bewältigen können.

Ebolafieber

Das Ebolafieber wird durch ein Filovirus, das aus dem Tropenwald in Zentralafrika und Südostasien stammt, hervorgerufen. Als natürliches Virusreservoir werden Flughunde vermutet, die mit weniger schweren Krankheitserscheinungen an Ebolafieber erkranken. Übertragen wird der Virus durch Kontakt mit toten Wildtieren und durch direkten Kontakt von Mensch zu Mensch. Die Viren sind vor allem in Blut, Erbrochenem und Kot enthalten. Das Virus konnte aber auch in Muttermilch, Samenflüssigkeit und Harn nachgewiesen werden. Auch eine Übertragung über verschmutzte Gegenstände konnte nachgewiesen werden. In der Außenwelt überlebt der Virus bei einer Temperatur von vier Grad Celsius mehrere Tage. Je tiefer die Temperatur sinkt, umso länger kann der Virus ohne Wirt überleben. Überstehen Menschen die Erkrankung, können sie den Virus noch zehn Wochen lang an andere Personen weitergeben.

Ebolaviren bestehen aus einem Nukleokapsid, dem inneren Körper, und einer äußeren Hülle. An dieser befinden sich Oberflächenproteine, die acht Nanometer große Spikes, die aus der Oberfläche ragen, bilden. Über die Schleimhäute und Verletzungen der Haut dringt der Virus in den Körper ein. Dort dockt er mit den Spikes an die äußere Hülle einer Zelle an. Die genetische Information des Virus wird in die Zelle eingeschleust. Im Inneren der Zelle wird die RNA (Ribonukleinsäure des Virus) verdoppelt, neue Nukleokapside können gebildet werden.

Die Viren nisten sich vor allem in den Makrophagen (Zellen des Immunsystems) und den Zellen von Leber, Niere, Lymphknoten und Milz ein. Bereits ein bis zehn Virusteilchen reichen aus, um eine Erkrankung auszulösen.

Nach einer Inkubationszeit von zwei bis 21 Tagen treten die ersten Krankheitssymptome auf. Bei drei Prozent der erkrankten Personen kann die Inkubationszeit sogar bis zu 42 Tage betragen.

Abhängig vom Verlauf der Erkrankung werden zwei verschiedene Virustypen unterschieden.

Das Reston Ebolavirus verursacht vor allem bei Schweinen und Affen Erkrankungen aus. Menschen bilden Antikörper gegen diesen Virus, zeigen aber keine Symptome.

Das Zaire Ebolavirus ist wesentlich gefährlicher. Es verursacht bei Menschen schwere Erkrankungen, die bis zu 90 % tödlich verlaufen.

Welche Symptome treten bei Ebolafieber auf?

Der Ebolavirus verursacht ein hämorrhagisches Fieber. Neben Fieber, Husten, Müdigkeit und Kopfschmerzen treten im Anfangsstadium Schmerzen in den Muskeln und am Hals auf. Erbrechen und wässriger Durchfall führen zu einem starken Flüssigkeitsverlust. Da der Virus das Gewebe von Nieren und Leber zerstört, können Giftstoffe nicht mehr ausgeschieden werden. Nach fünf bis sieben Tagen treten die ersten Blutungen auf. Die Haut ist von einem Ausschlag überzogen. Infolge der starken inneren und äußeren Blutungen tritt ein Schockzustand ein, der durch die Störung der Blutgerinnung mit einer starken Blutungsneigung verbunden ist. Sobald sich der Virus auch in das zentrale Nervensystem ausgebreitet hat, treten Veränderungen des Verhaltens auf. Die Erkrankten sind desorientiert und leiden unter Krampfanfällen und Schluckauf durch Zwerchfellkontraktionen. Sieben bis 16 Tage nach dem Auftreten der ersten Krankheitserscheinungen versagt das Herz-Kreislaufsystem. Der Tod ist unvermeidlich.

Überleben Personen das Ebolafieber, sind sie danach aufgrund der Organschäden besonders anfällig für andere Erkrankungen.

Die Diagnose wird vor allem durch den Nachweis der Viren im Blut gestellt. Bei der Untersuchung müssen massive Sicherheitsvorkehrungen beachtet werden, da der Virus hoch ansteckend ist. Zur Diagnose kann auch der Nachweis von Antikörpern im Blut infizierter Personen herangezogen werden.

Kann das Ebolafieber behandelt werden?

Derzeit sind weder Impfstoffe noch antiviral wirkende Medikamente für die Behandlung des Ebolafiebers zugelassen. Eine Therapie soll vor allem helfen, die Blutungen zu stoppen, den Flüssigkeitshaushalt auszugleichen und den Zustand der infizierten Personen zu stabilisieren. Eine Isolation schützt andere Personen vor der Ansteckung durch den Virus. Bei früher Behandlung mit experimentellen Medikamenten können 90 % der erkrankten Personen geheilt werden. Vor allem Antikörper-

Präparate REGN-EB3 und mAb114 waren bisher besonders erfolgreich. Ervebo, ein Impfstoff, hat seit 2019 in der europäischen Union und den USA eine vorläufige Zulassung erhalten. Die Wirkung muss aber noch weiter erprobt werden.

In Afrika treten, vor allem in abgelegenen Regionen, immer wieder Ausbrüche des Ebolafiebers auf. Meistens treten schon viele Todesfälle auf, bevor ein Team aus Medizinern in die Region gelangt. Da die Blutproben für die Diagnostik des Virus ins Ausland geschickt werden müssen, geht wertvolle Zeit verloren bis ein internationales Kontrollteam aktiv werden kann.

Befinden sich Touristen in einem Gebiet, in dem das Ebolafieber ausgebrochen ist, sollten sie einige Vorsichtsmaßnahmen beachten:

Zu erkrankten Personen sollte ein möglichst großer Abstand eingehalten werden. Schutzkleidung, Mundschutz und Desinfektion der Hände bietet einen gewissen Schutz vor Infektionen.

Der Kontakt zu toten oder lebenden Wildtieren sollte vermieden werden.

Gebiete, in denen Fledermäuse in Höhlen leben, sollten nach Möglichkeit nicht aufgesucht werden.

Der Verzehr von Buschfleisch ist unbedingt zu vermeiden.

Gegenstände können mit chlorhaltigen Desinfektionsmitteln gereinigt werden, um das Risiko für eine Ansteckung zu vermeiden. Durch Erhitzung auf 60 Grad Celsius können die Viren innerhalb von einer Stunde abgetötet werden. Eine Temperatur von 100 Grad Celsius tötet die Ebolaviren innerhalb von fünf Minuten ab.

Der letzte Ausbruch des Ebolafiebers konnte 2019 im Kongo registriert werden.

Spanische Grippe

Die Spanische Grippe war die größte Pandemie, die sich im 20. Jahrhundert weltweit ausbreitete. Das Virus A/H1N1 verbreitete sich in mehreren Wellen. Allein die ersten beiden Wellen forderten 50 Millionen Menschenleben. Durch das Virus der Spanischen Grippe starben doppelt so viele Personen, wie im ersten Weltkrieg auf allen Seiten. Bei der dritten und vierten Welle war der Erreger bei weitem nicht mehr so tödlich. Bei der fünften Welle hatte sich das Virus an den Menschen angepasst. Es traten nur mehr milde Symptome auf, die Todesrate sank dramatisch.

Trotz des Namens Spanische Grippe tauchte die Infektionskrankheit 1918 das erste Mal in den USA auf. In Kansas erkrankten Personen auf weit abgelegenen Farmen an hohem Fieber, Husten, Kopfschmerzen und Gliederschmerzen. Auch junge Menschen starben innerhalb weniger Stunden nach Auftreten der ersten Krankheitssymptome. Als die Seuche sich auch in den Camps des Militärs verbreitete, mussten viele tausend Soldaten auf den Krankenstationen versorgt werden. Es konnten kaum mehr neue Soldaten für den Einsatz in Europa ausgebildet werden. Zeitweise kamen sogar Spekulationen darüber auf, dass es sich bei dem Virus um eine Kriegswaffe des deutschen Kaisers Wilhelm handeln könnte. Bis 1933 wurde vermutet, dass die Krankheit durch Bakterien verursacht wird. Doch niemand fand eine Erklärung für die Aggressivität des Erregers. In den späteren Jahren versuchten Forscher immer wieder, den Erreger der Spanischen Grippe nachzuweisen. Erst 2005 konnte Johan Hultin, ein Pathologe, mit seinem Forscherteam den Bauplan des Krankheitserregers aus der

Lunge einer Frauenleiche rekonstruieren. Durch die Anlegung eines Massengrabs für ein ganzes Dorf der Inuit im Permafrostboden war der Erreger besten konserviert worden. Bei einem Test an Mäusen, die gegen die Grippe resistent waren, fanden die Forscher heraus, dass der Erreger trotz seines jahrelangen Kälteschlafs seine Pathogenität nicht eingebüßt hatte. Er war immer noch genauso tödlich wie 1918. Warum der Erreger so stark pathogen war, ist auch heute immer noch Gegenstand von Forschungen.

Bisher ist bekannt, dass Grippeerreger, egal ob tierische oder menschliche, sehr schnell mutieren. Meistens werden sie mit jeder genetischen Veränderung aggressiver und tödlicher. 1918 mutierte ein Erreger der Vogelgrippe und war durch die Veränderung seiner Kohlenhydrathülle plötzlich auch für Menschen ansteckend. Wahrscheinlich fand alle 10 000 Neuerkrankungen eine weitere Mutation statt. Die Truppenbewegungen in allen Ländern verstärkten die Ausbreitung des Erregers noch zusätzlich. Die Soldaten waren durch die langen Kampfhandlungen geschwächt und schlecht ernährt. Damit hatte der Erreger der Spanischen Grippe ein leichtes Spiel.

Da keinerlei Schutzmaßnahmen ergriffen wurden, verbreitete sich die Seuche mit den Kriegsschiffen in alle Länder. Erkrankte Soldaten wurden nicht isoliert, sondern gemeinsam mit ihren Kameraden zu den neuen Einsatzorten transportiert.

Dadurch kam es im August zu einer zweiten Ausbruchswelle in Brest, Boston und Freetown. Der Virus war zu dieser Zeit um das 30-fache tödlicher als ein normaler Grippevirus. Da auch die zivile Bevölkerung durch Mangelernährung langer Kriegsjahre stark geschwächt war, konnte sie dem Virus keinen Widerstand leisten. Innerhalb weniger Wochen starben bei der zweiten Welle mehr als zwei Millionen Menschen. In Afrika und Asien fielen dem Virus insgesamt mehr als 36 Millionen Menschen zum Opfer.

In Europa wurde die Spanische Grippe so gut wie möglich totgeschwiegen. Nur in den USA wurden erste Aufklärungsprogramme und Notfallpläne errichtet. Die Spanische Grippe wurde immer mehr aus dem kollektiven Denken verdrängt. Erst in der letzten Zeit gelangt die Seuche durch Filmserien wieder etwas mehr in das Bewusstsein der Menschen. Heute wird die Spanische Grippe als der Prototyp einer Pandemie betrachtet. Eine Wiederholung in der heutigen Zeit ist auf keinen Fall auszuschließen. Der schwersten Seuche der Welt ist es gelungen, die Gesellschaft auf Dauer zu verändern.

Welche Symptome traten bei der Spanischen Grippe auf?

Bei der Erkrankung konnte keine Alterspräferenz festgestellt werden. Auch junge, gesunde Menschen erkrankten und starben innerhalb weniger Tage. Als erste Symptome traten hohes Fieber, Schüttelfrost und eine hochgradige Atemnot auf. Mit der Verbreitung des Virus innerhalb des Lungengewebes füllte sich die Lunge immer mehr mit Entzündungssekreten. Die Haut der betroffenen verfärbte sich aufgrund des Sauerstoffmangels dunkelblau. Innerhalb von 24 bis 48 Stunden trat der Tod durch Ersticken und Herz-Kreislaufversagen ein. Die Patienten ertranken quasi in ihrer eigenen Lunge. Heute wird vermutet, dass zusätzlich zu den Schäden, die das Virus anrichtete, eine Überreaktion des Abwehrsystems stattfand. Das Immunsystem richtete sich gegen das eigene Körpergewebe und zerstörte das Gewebe der Lunge zusätzlich. Ein starkes Immunsystem verstärkte die Symptome noch. Das könnte erklären, warum so viele Menschen im Alter von 20 bis 40 Jahren betroffen waren.

Als Therapien wurden vor allem naturheilkundliche Maßnahmen eingesetzt. Schwitzkuren, Lichtbäder und Kreosot sollten die Lunge stärken. Kodein unterdrückte die Hustenanfälle, Eukalyptus sollte die Atmung erleichtern. Auch Salvarsan, ein Chemotherapeutikum, und kolloidales Silber wurden vergeblich zu der Bekämpfung der Spanischen Grippe eingesetzt.

Warum scheiterte die Bekämpfung der Spanischen Grippe?

Zu Beginn wurde die Krankheit von den offiziellen Stellen verleugnet. Die Kriegspropaganda tat ihr Übriges. Schutzmaßnahmen wurden, wenn überhaupt, nur sehr kurzfristig ergriffen. Da alle Notspitäler überfüllt waren, mussten eigene Epidemiespitäler errichtet werden. Dort war auch das Personal kaum geschützt. An der Berliner Charite kam es innerhalb eines Tages zu 100 Krankheitsfällen unter dem Pflegepersonal. Da der Erreger zu der damaligen Zeit noch nicht identifiziert werden konnte, wurde die Spanische Grippe auch nicht in die Liste der meldepflichtigen Seuchen aufgenommen. Erst 1933 wurde der Erreger von Forschern in London entdeckt.

Heute ist nur noch ein alter Kinderreim Zeuge von der Geschwindigkeit, mit der die Spanische Gripppe sich verbreitete:

„I had a little bird,

Its name was Enza.

I opened the window,

And in-flu-enza.“

In der Übersetzung lauten die Worte:

„Ich hatte einen kleinen Vogel,

sein Name war Enza.

Ich habe ein Fenster geöffnet

und herein flog Enza.“

Asiatische Grippe

Nachdem für einige Jahre Ruhe eingekehrt war, kam es 1957 zu der zweitschwersten Influenza-Pandemie im 20. Jahrhundert. Die Asiatische Grippe brach aus. Der Virus A/H2N2 entstand durch die Verschmelzung eines humanen Grippevirus mit einem Erreger der Vogelgrippe. Die asiatische Grippe tötete in zwei Wellen vor allem ältere Menschen und Kinder. Auf der ganzen Welt starben ungefähr 1,2 Millionen Menschen. Allein in Deutschland wurden 30 000 Menschen durch die Seuche dahingerafft. Da bei vielen alten Menschen Abwehrstoffe gegen die asiatische Grippe nachgewiesen wurden, entstand die Annahme, dass der Krankheitserreger bereits früher mildere Infektionen verursacht hatte. Die Pandemie begann 1957 in China. Danach verbreitete sich der Erreger schnell über Vorderasien, Afrika und Südamerika. Durch den Schiffsverkehr und Flugzeuge wurde der Virus auch in Europa und Nordamerika eingeschleppt. In Asien war die Todesrate relativ gering, obwohl alle Altersgruppen der Bevölkerung befallen waren. Während die Seuche in Asien bereits wieder abflaute, brachen in Europa und Amerika immer wieder neue Infektionsherde aus.

Die Übertragung der Viren erfolgte durch Schmierinfektionen und Tröpfcheninfektionen. Durch die hohe Virulenz des Erregers, konnte dieser leicht und schnell auf andere Menschen übertragen werden. Als erste Symptome traten hohes Fieber, frontale Kopfschmerzen, Husten und Schüttelfrost auf. Nur wenn sich der Erreger in der Lunge ausbreitete entstanden Lungenentzündungen, die einen tödlichen Verlauf zeigten. Alle bereits vorhandenen Impfstoffe waren nicht in der Lage, einen Schutz gegen das neue Virus zu bieten. Bis 1968 traten immer wieder Infektionen mit dem Virus A/H2N2 auf. Danach fand eine neuerliche Mutation des Virus zu dem A/H3N2 Virus statt.

2005 konnte glücklicherweise ein weiterer Ausbruch der asiatischen Grippe verhindert werden. Irrtümlich wurden Virusproben des A/H2N2 an 5000 verschiedene Laboratorien verschickt, ohne auf die Gefährlichkeit des Erregers hinzuweisen. Da das Virus in den üblichen erhältlichen Grippeimpfungen nicht enthalten ist, rief die WHO sofort zur Vernichtung der Proben auf. Für alle nach 1968 geborenen Menschen, die noch nie durch einen Kontakt mit dem Virus Antikörper gebildet hatten, wäre die asiatische Grippe erneut zu einer Gefahr geworden.

Als Vorbeugung gegen die asiatische Grippe wurden vor allem Gurgeln mit Wasserstoff empfohlen. Das Waschen und die Desinfektion der Hände zählte damals noch nicht zum Standard, um die Verbreitung der Viren zu stoppen.

Durch A/H3N2 wurde die Hongkong Grippe ausgelöst. Die letzte große Grippepandemie dauerte von 1968 bis 1970 und tötete 800 000 Menschen. Da die meisten Menschen bereits Antikörper gegen die asiatische Grippe besaßen, verlief die Hongkong Grippe eher mild.

1977 tauchte noch einmal der Virustyp A/H1N1 auf und verursachte die russische Grippe. Vor allem bei Menschen unter 25 Jahren traten milde Symptome auf. Die russische Grippe wurde nicht als Pandemie eingestuft, da von ihr nur eine kleine Altersgruppe der Bevölkerung betroffen war. Wahrscheinlich ist das Virus zufällig aus einem chinesischen oder russischen Viruslabor entkommen. Die Mutationen im

Erbmaterial des Virus sind derartig gering, dass die Vermutung besteht, dass das Virus über lange Jahre eingefroren war.

Grippewellen gehören auch heute nicht zur Vergangenheit. Es sind jederzeit wieder Verschmelzungen zwischen humanen Grippeviren und tierischen Grippeviren, vor allem von Vögeln und Schweinen, möglich. Eine neuerliche Grippewelle und vielleicht sogar eine Pandemie könnten dann wieder auftreten. Ob die derzeit vorhandenen Impfstoffe wirken, kann noch nicht beurteilt werden.

Tuberkulose

Die Tuberkulose ist eine weltweit verbreitete Infektionskrankheit, die durch Mykobakterien verursacht wird. Der Haupterreger der Tuberkulose bei Menschen ist Mycobacterium tuberculosis. Auf der ganzen Welt erkranken pro Jahr ungefähr 10 Millionen Menschen an Tuberkulose. Eine Infektion kann auch durch Mycobacterium bovis, Mycobacterium africanum und Mycobacterium microti erfolgen. Die Übertragung erfolgt durch eine Tröpfcheninfektion oder über Verletzungen der Haut und des Darms. Fünf Prozent der infizierten Personen erkranken einige Jahre nach der Ansteckung. Vor allem betroffen sind Menschen, die zusätzlich an einer Schwäche des Immunsystems leiden.

Der Erreger der Tuberkulose wurde 1882 von Robert Koch entdeckt. Die langsam wachsenden, stäbchenförmigen Bakterien sind unbeweglich. Für ihre Vermehrung und ihr Wachstum benötigen sie den Sauerstoff der Luft. Da die Stäbchen säurefest sind, können sie mit einer speziellen Färbung für eine Untersuchung mit dem Mikroskop gefärbt werden.

Dringen die Erreger in das Gewebe ein, lösen sie eine besonders starke Immunantwort auf der Zellebene aus. Die Reaktion des Abwehrsystems führt zu einer Schädigung des Gewebes.

Da pro Jahr 1,4 Millionen Menschen an den Folgen einer Tuberkulose sterben, zählt diese Infektionskrankheit auch heute noch zu den am häufigsten tödlich verlaufenden, behandelbaren Krankheiten. Da die Resistenz der Bakterien gegen die für die Behandlung verwendeten Antibiotika immer mehr steigt, wird die Therapie der Tuberkulose immer schwieriger. Migrationsbewegungen verstärken die Ausbreitung auf allen Kontinenten, da 95 % aller mit Tuberkulose infizierten in Afrika, Südostasien und der westlichen Region des Pazifiks leben. Seit 2009 verlangsamt sich daher der rückläufige Trend für Tuberkulose-Erkrankungen in den westlichen Ländern immer weiter.

Übertragungswege der Tuberkulose:

• Aerogen: die Erreger gelangen mit den Sekrettröpfchen in die Lungenbläschen oder offene Hautwunden.

• Gastral und intestinal: die Bakterien werden durch verunreinigte Nahrungsmittel in den Magen-Darmtrakt transportiert.

• Parenteral: Die Infektion findet während Behandlungen mit verunreinigten Instrumenten statt.

• Sexuell: auch eine Übertragung während des Geschlechtsaktes ist möglich. Die Bakterien befallen in diesem Fall vor allem die Gebärmutter.

• Schmierinfektionen: die Keime gelangen durch verunreinigte Gegenstände in die Haut.

• Sub partu: ist die Mutter an Tuberkulose erkrankt, können die Keime während der Geburt an den Säugling weitergegeben werden.

Bei einer Lungentuberkulose werden die Bakterien vor allem bei einer offenen Tuberkulos an andere Menschen übertragen. Die Bakterien können von Tieren auf Menschen und umgekehrt übertragen werden. Es handelt sich bei dieser Erkrankung also um eine anzeigepflichtige Zoonose.

Was passiert nach der Infektion?

Meistens werden die Bakterien schon in den oberen Atemwegen durch das Immunsystem vernichtet. Die nächste Abwehrstufe bilden die Makrophagen (Fresszellen) in den Lungenbläschen (Alveolen). Die Bakterien werden von den Makrophagen eingeschlossen, aber nicht abgetötet. Die Mykobakterien überleben. Um den Infektionsherd lagern sich mehrere Ringe von Abwehrzellen (Lymphozyten, Riesenzellen) ab. Im Zentrum des Infektionsherdes stirbt das Gewebe durch eine Entzündung ab und wird eingeschmolzen. Die verkäsende Nekrose mit den umliegenden Zellen wird auch als tuberkulöses Granulom bezeichnet. Die Bakterien werden eingekapselt und können viele Jahre in dem Ruhezustand verbleiben. Durch eine neuerliche Infektion kann die Tuberkulose wieder aktiviert werden. Die erste Infektion erzeugt keinen Schutz vor weiteren Infektionen.

Welche Symptome treten bei Tuberkulose auf?

In der Lunge und den Lymphknoten bilden sich Entzündungsherde, die sich nach einiger Zeit abkapseln. Die geschlossene Tuberkulose löst keine weiteren Beschwerden aus und ist auch nicht ansteckend für andere Personen. Breiten sich die Bakterien im Körper weiter aus, treten leichtes Fieber, Müdigkeit und ein Gewichtsverlust auf. Verbreiten sich die Bakterien in allen Lungenflügeln, bilden sich im gesamten Gewebe der Lunge kleine Knötchen. Eine Miliartuberkulose ist entstanden. Bei dieser Form der Tuberkulose ist der Allgemeinzustand stark verändert. Hohes Fieber, Husten und Atemnot sind zu erkennen. Gelangen die Bakterien auch in das zentrale Nervensystem, entsteht eine Meningitis, eine Entzündung der Hirnhäute. Kopfschmerzen, ein steifer Nacken und Krampfanfälle werden von Störungen des Bewusstseins begleitet. Ohne Behandlung verläuft die Miliartuberkulose tödlich.

Bei einer sekundären Tuberkulose wird das Gewebe der Lunge immer stärker geschädigt. Blutiger Auswurf wird ausgehustet. In diesem Fall ist die Tuberkulose für andere Menschen ansteckend. Die Bakterienherde können sich auch auf die Haut und die Knochen ausbreiten. Die Mykobakterien breiten sich auch in anderen Organen aus. Besonders ansteckend ist die offene Tuberkulose der Rinder. Die Bakterien werden auch mit der Milch ausgeschieden. Wird die Milch nicht ausreichend erhitzt (Rohmilch), kann sie bei Menschen eine Darmtuberkulose auslösen.

Wie wird eine Diagnose gestellt?

Über den Mendel-Mantoux-Test, einen Hauttest, kann eine Infektion mit Mykobakterien nachgewiesen werden. Antigene werden in die oberen Schichten der Haut gespritzt. Im positiven Fall ist nach drei Tagen eine Schwellung zu erkennen. Die charakteristischen Veränderungen der Lungentuberkulose können auf Röntgenbildern dargestellt werden. Zusätzlich wird der Erreger der Tuberkulose im Auswurf nachgewiesen.

Seit 2005 kann auch ein immunologisches Testverfahren angewendet werden. Bei dem Gamma-Interferon-Test werden die Abwehrzellen im Blut mit Antigenen der Mykobakterien angeregt. Bei Menschen mit einer Infektion liegt die Konzentration des Gamma-Interferon deutlich über der Negativkontrolle.

Wie wird die Tuberkulose behandelt?

An der Berliner Charite wurde früher ein Serum zur Behandlung der Tuberkulose eingesetzt. Da das Serum sich nach einiger Zeit als wirkungslos erwies, musste nach neuen Behandlungsmethoden gesucht werden. Heute werden für die Therapie vor allem Reserve-Antibiotika und Chemotherapeutika eingesetzt. Meistens wird bei schweren Erkrankungen auch Thiacetazon eingesetzt. Aufgrund der starken Nebenwirkungen wird diese Substanz vor allem in Ländern der Dritten Welt für die Therapie verwendet.

Die multiresistente Tuberkulose muss meistens mit besonderen Arzneimitteln behandelt werden. Linezolid und Ofloxacin sind teuer und für die ärmeren Länder kaum erschwinglich.

Bis 1989 wurde in Deutschland eine aktive Schutzimpfung durchgeführt. Diese wurde wegen der schlechten Immunitätsbildung und der Nebenwirkungen allerdings wieder eingestellt.

Die Bedeutung der Tuberkulose heute:

In den Industrieländern galt die Tuberkulose lange Zeit als besiegt. Mit dem Klimawandel und den Kriegen wurde die Erkrankung durch Migranten auch in den reichen Industrieländern wieder verbreitet. Ein endgültiger Sieg über die Tuberkulose ist noch in weiter Ferne.

Cholera

Die Cholera ist eine akut verlaufende Durchfallerkrankung, die durch Vibrio cholerae, ein Bakterium, ausgelöst wird. Jährlich sind ungefähr vier Millionen Menschen von der Cholera betroffen. Bei 100 000 Personen verläuft die Erkrankung tödlich.

Die beweglichen, gram-negativen Bakterien werden mit verunreinigter Nahrung und verschmutztem Wasser aufgenommen. Da die meisten Vibrionen im Magen durch die Magensäure abgetötet werden, müssen bis zu 10 000 Bakterien übertragen werden, damit eine Infektion ausgelöst werden kann. Eine Übertragung direkt von Mensch zu Mensch ist kaum möglich. Die Ausscheidung der Erreger erfolgt mit dem Durchfallkot und dauert nach Abklingen der Symptome noch einige Wochen an. In Wasser können die Bakterien viele Jahre überleben. Eine Infektion kann auch beim Baden über Hautwunden erfolgen.

Meistens verläuft die Erkrankung ohne Symptome. Nur bei zwei Prozent der Infizierten treten nach einer Inkubationszeit von einigen Stunden bis drei Tagen die ersten Symptome auf. Die Bakterien bilden Toxine (Giftstoffe), die die Darmschleimhaut schädigen. Die Darmzellen beginnen, große Mengen an Flüssigkeit zu produzieren. Wässrige Durchfälle werden von Erbrechen und Übelkeit begleitet. Jede Stunde verliert eine erkrankte Person einen Liter Flüssigkeit. Bei schweren Verlaufsformen sind der Flüssigkeitshaushalt und der Elektrolythaushalt gestört. Krämpfe der Muskulatur treten auf. Ohne Infusionen versagen die Nieren und der

Kreislauf. Der Tod tritt ein. Erfolgt rechtzeitig eine Behandlung mit Flüssigkeit, sinkt die Letalität auf unter ein Prozent. Ohne Behandlung beträgt die Sterblichkeit über 70 %. Überlebende bilden kaum eine Immunität gegen die Bakterien aus.

Für die Diagnostik werden die Bakterien im Stuhl nachgewiesen. Auch eine PCR (Polymerase-Kettenreaktion) liefert zuverlässige Ergebnisse. Ein Schnelltest sollte im positiven Fall immer durch einen kulturellen Nachweis der Vibrionen ergänzt werden.

Da die Inkubationszeit sehr kurz ist, muss die Therapie möglichst schnell erfolgen. Orale Rehydrationslösungen werden gemeinsam mit Infusionen verabreicht. Da durch den starken Flüssigkeitsverlust auch der Blutkreislauf beeinträchtigt ist, fallen die Venen zusammen. Das Setzen von Infusionsnadeln gestaltet sich besonders schwierig.

Eine Infektion kann durch Waschen der Hände und die Einhaltung von Hygiene-Richtlinien verhindert werden. Wasser sollte in gefährdeten Gebieten nur aus original verschlossenen Flaschen getrunken werden. Obst und Gemüse müssen geschält oder ausreichend erhitzt werden. Die Cholera gehört zu den meldepflichtigen Erkrankungen. In Österreich ist sie sogar anzeigepflichtig.

Historische Cholera-Pandemien

Bei der Cholera treten immer wieder Epidemien auf. Vor allem nach Erdbeben sind die hygienischen Zustände besonders schlecht. Auch fehlende Toiletten in ärmeren Ländern begünstigen die Verbreitung der Seuche.

Weltweit sind seit 1817 sechs Pandemien aufgetreten.

Die erste Pandemie trat von 1817 bis 1824 in Asien, Ostafrika, Russland und Europa auf. Durch Hungersnöte und Kriege konnte sich die Cholera weit verbreiten. Schlechte Lebensbedingungen nach einem Vulkanausbruch förderten die Ausdehnung der Cholera zusätzlich. Wahrscheinlich gelangten die Vibrionen über den Schiffsverkehr und durch Soldaten bis nach Europa.

Die zweite Pandemie trat 1826 bis 1841 auf. Die Bakterien gelangten über Ägypten nach Europa. Wieder wurden sie vor allem durch Soldaten weit verbreitet. Von dieser Pandemie waren auch Österreich, Frankreich, die Niederlande und die USA betroffen. Prominente Tote dieser Pandemie sind unter anderem Hegel, Perier, Cuvier und Clausewitz.

Die dritte Pandemie betraf von 1852 bis 1860 Asien und Europa. Durch die Cholera starb eine größere Anzahl von Soldaten als während der Krimkriege.

Die vierte Pandemie von 1863 bis 1876 betraf vor allem Europa, Afrika und Südamerika. 1866 erreichte die Cholera Wien. 1869 Menschen starben.

Die fünfte Pandemie, 1883 bis 1896 nahm ihren Ausgang wieder von Indien. Da in Deutschland immer noch keine

Kläranlagen gebaut waren, konnten sich die Bakterien schnell ausbreiten. Alleine im Hamburg zählten 8600 Menschen zu den Opfern der Pandemie.

Die sechste Pandemie, 1899 bis 1923, erreicht von Asien und Russland aus Europa.

Zusätzlich zu den Pandemien traten in Europa immer wieder Cholera Epidemien auf. In d

Deutschland trat die Cholera zum letzten Mal flächendeckend 1873 auf.

1962 trat die bisher am längsten andauernde, siebente Pandemie auf. Die Vibrionen verbreiteten sich in Asien und Russland.

Nach den schweren Erdbeben 2010 war auch Haiti von einer Cholera Epidemie betroffen. Der nationale Notstand musste ausgerufen werden.

2017 erfolgte ein weiterer Ausbruch der Cholera im Jemen. Durch eine Million Infizierte und 2200 Todesfälle gilt der Ausbruch als der größte im Rahmen der Cholera-Geschichte. 2019 war die Zahl der Infizierten bereits auf 1 702 246 Fälle gestiegen. 3438 Todesfälle wurden bestätigt.

Pest

Der Schwarze Tod gehörte zu den schlimmsten Pandemien in der Geschichte der Menschheit. Die Seuche forderte zwischen 1346 und 1353 n. Chr. 25 Millionen Todesopfer, das entsprach ungefähr einem Drittel der Weltbevölkerung. Bei der Pest handelt es sich um eine Zoonose, die von Nagetieren auf den Menschen übertragen wird. Doch nicht nur Rattenflöhe verbreiteten die Pest. Auch in Kleiderläusen konnten die Bakterien 14 Tage lang überleben. Über die großen Handelsstraßen, wie die Seidenstraße, verbreitete sich die Pest von Asien ausgehend über ganz Europa. Die Seuche hatte auch starke Auswirkungen auf das soziale Zusammenleben verschiedener Bevölkerungsgruppen. Da die Juden durch die häufigen Todesfälle unter Verdacht standen, Gift in Brunnen zu schütten, wurden Judenpogrome erlassen. Häufig wurden jüdische Gemeinden vollständig ausgelöscht.

Die Pest wird durch eine Infektion mit Bakterien, Yersinia pestis, ausgelöst. Nachgewiesen wurde das Bakterium 1894 durch Alexandre Yersin. Eine Übertragung ist über Flöhe, Läuse und direkt durch Kontakt mit infizierten Menschen über eine Tröpfcheninfektion möglich. Durch schlechte hygienische Bedingungen wird die Übertragung der Bakterien begünstigt. Im Körper bilden die Yersinien verschiedene Giftstoffe (Exotoxine und Endotoxine). Gelangt eine ausreichende Zahl der Bakterien in das Blut, verursachen die Toxine eine Sepsis (Blutvergiftung). Durch die Toxine bilden sich nekrotische Stellen in den inneren Organen (Niere und Leber). Der Tod erfolgt durch einen toxischen Schock.

Nach der Ansteckung beginnen die Yersinien das Immunsystem zu überlisten. Sie dringen in die weißen Blutkörperchen (Leukozyten) ein. Normalerweise werden Bakterien so gestoppt und vernichtet. Die Yersinien überleben im Inneren der Leukozyten und teilen sich dort einfach weiter.

Welche Symptome treten bei der Pest auf?

Die Inkubationszeit ist individuell sehr unterschiedlich. Bei einigen Menschen bricht die Infektionskrankheit bereits nach einigen Stunden aus, bei anderen erst nach sieben Tagen. Danach kann die Erkrankung in drei verschiedenen Formen verlaufen.

1. Beulenpest

Die durch Flohbisse übertragene Beulenpest wird auch als schwarzer Tod bezeichnet. An der Bissstelle bilden sich kleine Bläschen, die Haut ist gerötet. Sobald die Bakterien die Lymphknoten erreicht haben, entsteht eine schmerzhafte Entzündung. In der Achselhöhle, der Leiste und am Hals sind harte Beulen sichtbar. Durch eine Schädigung der Blutgefäße und abgestorbenes Gewebe verfärben sich die Schwellungen dunkelblau. Manchmal können die Beulen auch aufbrechen, dunkles, stinkendes Sekret tritt aus. Durch Komplikationen können die Yersinien über das Blut in die Lunge gelangen und dort schwere Entzündungen auslösen. Die Beulenpest verläuft ohne Behandlung immer tödlich.

2. Lungenpest

Die Infektionskrankheit kann als Folge der Beulenpest entstehen. Die Lungenpest wird aber auch durch eine Tröpfcheninfektion ausgelöst. Infizierte Menschen verteilen die Bakterien gemeinsam mit Sekrettröpfchen in der Luft. Diese werden von Menschen, die sich in der Nähe befinden, eingeatmet. Die Symptome treten bereits kurz nach der Manifestation der Bakterien in der Lunge auf. Fieber, Schüttelfrost und Kopfschmerzen werden von Huste mit blutigem Auswurf und Schmerzen in der Brust begleitet. Der Puls ist beschleunigt und die Atmung erschwert. Da das Lungengewebe immer mehr zerstört wird, sterben die Betroffenen an einem Versagen der Lungenfunktion oder einer Sepsis.

3. Pestsepsis

Bei ungefähr 10 % der Erkrankten verbreiten sich die Bakterien im Blut und verursachen eine Sepsis (Blutvergiftung). Der Blutdruck fällt stark ab, hohes Fieber und Probleme mit der Verdauung treten auf. Der Tod tritt durch den septischen Schock und multiples Organversagen ein.

Die Bakterien können durch eine Punktion der Lymphknoten nachgewiesen werden. Eine Behandlung der hochansteckenden Pest erfolgt mit Antibiotika und Infusionen. Da es sich um eine hochansteckende, anzeigepflichtige Infektionskrankheit handelt, müssen infizierte Personen über vier Tage isoliert werden. Überlebende sind gegen eine neuerliche Ansteckung mit den Bakterien immun.

Heute ist die Pest in Europa aufgrund der verbesserten hygienischen Zustände eigentlich ausgerottet. Erkrankungen treten vor allem in Afrika, Asien, Südamerika und Nordamerika auf. Der letzte Pestausbruch in Asien fand 2019 statt.

Durch die Pest begann sich die Gesellschaft des Mittelalters zu verändern. Das Rittertum wurde zurückgedrängt. Moralische Überzeugungen und soziale Bindungen wurden zerstört. Eltern weigerten sich, erkrankte Kinder zu versorgen. Leichen wurden einfach in Pestgruben am Rand der Stadt geworfen. Die Menschen versuchten, aus den Städten auf das Land zu fliehen und verbreiteten so die Pest immer weiter. Die Bestimmungen über die Untersuchung Verstorbener wurden wesentlich gelockert. Dadurch konnten in der Medizin gewaltige Fortschritte erzielt werden. Langsam setzte sich auch die Meinung durch, dass Krankheiten ansteckend sein können und nicht eine Strafe Gottes darstellen. Dementsprechend konnte bei späteren Ausbrüchen von Infektionskrankheiten Vorkehrungen zum Schutz der Menschen getroffen werden. Die hygienischen Zustände in den Städten verbesserten sich. Quarantäneordnungen konnten von oberster Stelle durchgesetzt werden. Auch die Bekämpfung von Schädlingen erlangte eine neue Bedeutung.

Obwohl auch heute Seuchen wie Aids zu zahlreichen Todesfällen führen und in Ländern der Dritten Welt ganze Regionen entvölkern, gilt die Pest immer noch als „die apokalyptische Seuche der Menschheit“.

Pocken

Die Pocken, oder Blattern, sind eine hoch ansteckende Infektionskrankheit, die durch Viren verursacht wird. Aufgrund der hohen Sterblichkeitsrate gehört die Krankheit zu den gefährlichsten Seuchen. Seit 1980 gelten die Pocken weltweit durch ein Impfprogramm als ausgerottet. Infektionen, die auf natürlichem Weg stattfinden, treten nicht mehr auf. Allerdings wird der Virus weiter in Hochsicherheitslaboren gelagert. Eine Verwendung als biologische Waffe ist daher auch in der Zukunft nicht auszuschließen.

Die Pocken werden durch Orthopoxviren verursacht. Diese Viren kommen sowohl bei Menschen als auch bei verschiedenen Tieren vor. Die Verlaufsformen können mild bis tödlich sein.

Die Inkubationszeit liegt zwischen sieben und 19 Tagen. Durchschnittlich sind die ersten Symptome nach 14 Tagen sichtbar.

Welche Symptome treten bei Pocken auf?

1. Variola major, echte Pocken

Die Infektionskrankheit beginnt schleichend mit Fieber, Kopfschmerzen und Muskelschmerzen. Dies Symptome ähneln einem leichten grippalen Infekt. Nach vier Tagen ist der typische Hautausschlag zu erkennen. An Armen, Beinen und im Gesicht entstehen rote Flecken. Die Knötchen verursachen einen starken Juckreiz. Nach einigen Tagen bilden sich Bläschen, die mit Eiter gefüllt sind. Diese trocknen nach einiger Zeit ein und bedecken die Haut mit harten Krusten. Sobald sich die Krusten von der Haut lösen, leiden die Infizierten unter einem starken Juckreiz. Das Fieber tritt nun in immer wiederkehrenden Wellen auf. Ist die Wundheilung gestört oder werden die Krusten abgekratzt, bleiben Narben zurück. Ungefähr 90 % der erkrankten Menschen sterben an den Pocken. Überlebende sind für immer immun.

2. Variola minor, weiße Pocken

Die weißen Pocken zeigen einen deutlich milderen Krankheitsverlauf. Auch die Sterblichkeitsrate ist niedrig. Sie liegt unter fünf Prozent. Nach der Erkrankung besteht kein Schutz gegen eine Infektion mit echten Pocken.

3. Hämorrhagische Pocken, schwarze Blattern

Die schwarzen Blattern werden durch einen Subtyp des Orthopoxvirus verursacht. Die Symptome treten bereits nach wenigen Tagen auf. Auf der Haut, den Schleimhäuten und den inneren Organen kommt es zu starken Blutungen. Die ersten Patienten sterben bereits innerhalb der ersten 48 Stunden. Die gesamte Letalität beträgt fünf Prozent.

4. Kuhpocken und andere Tierpocken

Die Übertragung des Cowpox virus erfolgt meistens durch Haustiere, wie Katzen. Auch Ratten kommen als Überträger in Frage. Die meldepflichtigen Tierkrankheiten lösen bei Menschen nur milde Symptome aus. Da Menschen nach einer Infektion mit Kuhpocken auch gegen die echten Pocken immun sind, wurde dieser Virusstamm für Impfungen genutzt.

Der weltweite Kampf gegen die Pocken

Die Pocken haben alle Gesellschaftsschichten gleichermaßen betroffen. Auch die Herrscherhäuser blieben nicht verschont. Eine Tochter Maria Theresias und die erste Frau von Joseph I. starben an den Pocken. Weitere prominente Persönlichkeiten, die an Pocken starben, waren Königin Maria II. von England, Ludwig XV. und Zar Peter II. Nach der Entdeckung Amerikas verbreiteten sich die Pocken auch auf diesem Kontinent. Ungefähr 90 % der indianischen Bevölkerung, die keinerlei Immunität gegen die Infektionskrankheit besaß, starben. Das Pockenvirus wurde auch gezielt eingesetzt, um indianische Stämme in Südamerika und Nordamerika auszurotten. Hilfslieferung mit verseuchten Decken beschleunigten den Tod der Ureinwohner.

Sobald die Pocken einmal ausgebrochen sind, ist keine Therapie mehr möglich. Um die Seuche zu bekämpfen, wurde daher vor allem auf die Immunisierung der Menschen durch eine Impfung gesetzt. 1796 entdeckte

Edward Jenner, dass Menschen nach einer Infektion mit Kuhpocken nicht mehr an den echten Pocken erkrankten. Er nutzte dieses Prinzip, um eine Impfung mit Kuhpocken-Erregern zu entwickeln. Bei der Pockenimpfung handelt es sich um eine Lebendimpfung. Die Haut am Oberarm wird eingeritzt und der Erreger wird in die Hautverletzung gerieben. Die Pustel an der Impfstelle heilt innerhalb weniger Tage unter Bildung einer Narbe ab. Da keine Pocken mehr auftraten, wurde die Impfung auf der ganzen Welt seit 1980 nicht mehr durchgeführt. Sollte ein Pockenvirus durch einen Laborunfall entweichen, ist der Großteil der Bevölkerung daher nicht mehr gegen die gefährliche Seuche geschützt. Derzeit wird in Deutschland noch ein größerer Vorrat an Pockenimpfstoff gelagert. Dieser soll, für den Fall eines Anschlags mit biologischen Waffen dazu genutzt werden, die Bevölkerung möglichst rasch zu immunisieren. Eine Impfung ist bis zu vier Tage nach der Ansteckung wirksam.

Influenza

Jedes Jahr erkranken bis zu 10 % der Bevölkerung an der echten Virusgrippe. Diese kann als Epidemie oder weltweit als Pandemie auftreten (siehe Spanische und Asiatische Grippe).

Ausgelöst wird die Infektionskrankheit durch Influenzaviren vom Typ A und B. Die Orthomyxoviren verursachen eine Infektion der oberen und unteren Atemwege. Abhängig vom aktuellen Virenstamm können die Infektionen mild oder schwer verlaufen. Bei Epidemien erkranken meistens ältere Personen, Kinder und Menschen mit einem geschwächten Immunsystem. Bei schweren Pandemien sind immer auch Personen im Alter von 20 bis 40 Jahren betroffen.

Die Übertragung der Viren erfolgt durch Tröpfchen- oder Schmierinfektionen. Beim Husten und Niesen werden die Tröpfchen ausgeschieden und bleiben in der Luft über Stunden infektiös. Je trockener die Raumluft ist, umso leichter bilden sich Aerosole. Daher findet die Ansteckung mit Influenzaviren vor allem im Winter in geheizten Räumen statt. Einfache Atemmasken können nicht vor der Ansteckung schützen, da sie die Nase und die Augen nicht vollständig bedecken. Bei niedrigen Temperaturen und geringer Luftfeuchtigkeit können die Viren mehrere Tage überleben.

Welche Symptome treten bei Influenza auf?

Die Inkubationszeit liegt bei dieser Infektionskrankheit zwischen ein und vier Tagen. Die Übertragung der Viren findet bereits vor den sichtbaren Symptomen statt. Die Influenza beginnt plötzlich mit hohem Fieber und Schüttelfrost. Zusätzlich treten ein trockener Husten, Kopfschmerzen und Schmerzen in der Muskulatur auf. Die Augen tränen. Die Nasenschleimhaut ist geschwollen, der Geruchssinn ist beeinträchtigt. Meistens klingen die Symptome nach 14 Tagen wieder ab. Das Schwächegefühl kann nach der Infektion noch über einige Wochen anhalten.

Dringen während der Infektion Bakterien, vor allem Pneumokokken, in die Atemwege ein, entstehen schwere Entzündungen. Meistens endet eine Pneumokokken-Lungenentzündung tödlich. Ist der Körper bereits durch die Infektion mit den Influenzaviren geschwächt, können sich die Bakterien weiter ausbreiten und eine Entzündung der Hirnhäute verursachen.

Die Diagnose der Erkrankung erfolgt über den Nachweis der Viren in Nasenabstrichen.

Für die Therapie können antivirale Medikamente, die die Viren abtöten, genutzt werden. Zusätzlich wird eine symptomatische Therapie durchgeführt. Besser ist es, mit einer Impfung vorzubeugen. Auch wenn die verfügbaren Impfstoffe nicht alle aktuellen Influenza-Stämme enthalten, können sie, im Fall einer Infektion, den Krankheitsverlauf abmildern.

Influenzaviren vom Typ A lösen meistens nur Epidemien, die lokal begrenzt sind, aus. Da sich die Oberfläche ihrer

Kohlenhydrathülle immer wieder verändert, ist das Immunsystem häufig nicht in der Lage, die Viren bei einer neuerlichen Ansteckung zu erkennen.

2019/2020 war die Aktivität des Influenzavirus in Europa rückläufig. Eine epidemische Influenzaaktivität tritt derzeit nicht auf. Der derzeit aktive Stamm ist ein Influenzavirus /H3N2.

Um einer Ansteckung vorzubeugen, genügt es sich regelmäßig die Hände zu waschen und zu desinfizieren. Größere Menschenansammlungen sollten gemieden werden. Jeweils im Herbst und Frühjahr werden Grippeimpfungen angeboten, die jedes Jahr erneuert werden müssen.

Schweinegrippe

2009 und 2010 trat weltweit eine Influenza-Pandemie, ausgelöst durch ein Virus des Typs A/H1/N1, auf. Die Erkrankung wurde als Neue Grippe oder Schweinegrippe bezeichnet. Die menschliche Schweinegrippe ist nicht identisch mit der bei Hausschweinen auftretenden Schweinegrippe. Bei Schweinen verursacht das Virus eine Lungenentzündung, die mit hohem Fieber einhergeht. Die Symptome klingen allerdings nach wenigen Tagen ab. Die Schweine überleben. Trotzdem darf die Erkrankung nicht unbeachtet bleiben. Schweine sind sogenannte „mixing vessels". Werden Schweine mit Virusstämmen von Menschen oder Vögeln infiziert, kann es zu einer Mischung des Erbmaterials kommen. Die neu entstandenen Virusstämme sind dann für Menschen hoch pathogen. So wurde zum Beispiel die Spanische Grippe durch einen Subtyp des Schweinevirus verursacht.

Der Erreger der menschlichen Schweinegrippe ist durch die Verbindung eines eurasischen und eines nordamerikanischen Influenzavirus entstanden. Der Virusstamm dürfte bereits länger existieren. Vor allem ältere Menschen hatten bereits Antikörper ausgebildet. Deshalb erkrankten an der Schweinegrippe eher jüngere Personen.

Die ersten Fälle traten in Mexiko bei Personen mit einem Alter von 33 bis 34 Jahren auf. Der Krankheitsverlauf war schwerer als der einer saisonalen Influenza. Da der neue Virus andere Influenzaviren verdrängte, traten in diesen Jahren sogar weniger Todesfälle als in den Vorjahren auf.

Das Virus gelangt über eine Tröpfcheninfektion in die oberen Atemwege. An der Oberfläche des Krankheitserregers befinden sich viele Stacheln, die Rezeptoren aus Hämagglutinin und Neuraminidase. Mit den Rezeptoren heften sich die Viren an die Zellen der Schleimhäute an und dringen in diese ein. Der Virus setzt im Inneren der Zelle seine genetische Information frei und veranlasst die Zelle, neue Viruspartikel zu erzeugen. Mithilfe der Neuraminidase-Rezeptoren verlassen diese Partikel die Zelle und befallen benachbarte Zellen.

Bei einer Infektion treten nach ein bis sieben Tagen Husten, hohes Fieber und Atembeschwerden auf. Durch bakterielle Sekundärinfektionen können sich schwere Lungenentzündungen entwickeln.

Eine Behandlung erfolgt mit Neuraminidase-Hemmern, die innerhalb von 48 Stunden nach der Infektion verabreicht werden sollten. Vor allem Oseltamivir und Zanamivir zeigten Wirkung. Gegen andere Neuraminidase-Hemmer hatten die Viren bereits Resistenzen ausgebildet.

Da zu Beginn der Epidemie sofort strenge Quarantänemaßnahmen ergriffen wurden, konnte eine Pandemie verhindert werden.

Das folgende Kapitel des Buches beschäftigt sich mit den verschiedensten Krankheitserregern, die Pandemien verursachen können. Durch diese Informationen soll der Leser über die Krankheitserreger aufgeklärt werden und lernen, wie er sich am besten davor schützen kann.

Krankheitsursache

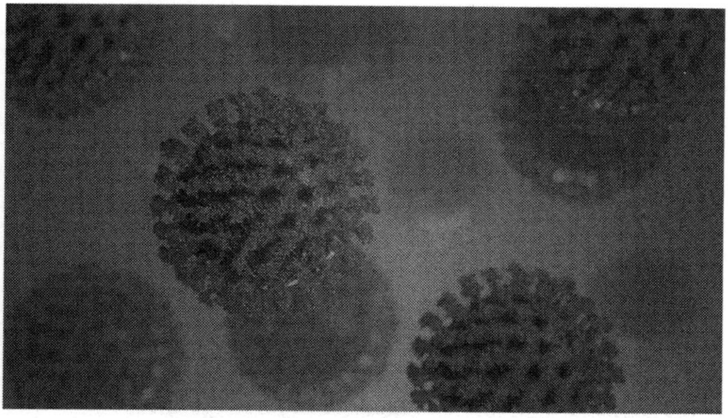

Pandemien werden durch die rasche Verbreitung von Bakterien und Viren verursacht. Je schneller ein Krankheitserreger übertragen wird, umso schneller erfolgt die Ausbreitung der Krankheit. Da Erkrankungen durch Bakterien in der heutigen Zeit meistens gut mit Medikamenten bekämpft werden können, werden schwere Pandemien mit vielen Toten meistens durch Viren ausgelöst.

Der gesunde menschliche Körper wird nicht nur von zahlreichen Bakterien besiedelt. Durchschnittlich tragen Menschen generell fünf verschiedene Viren in sich. Die Viren befinden sich vor allem auf der Haut, im Mund, in der Nase, der Vagina und im Stuhl. Bei der Untersuchung gesunder Menschen wurden vor allem Herpesviren, Papillomaviren und Adenoviren gefunden. Wieweit der menschliche Organismus auch einen Nutzen aus diesen Viren ziehen kann, ist derzeit noch nicht geklärt. Einige

Viren haben ihr Erbgut schon vor vielen Jahrhunderten in die menschliche Erbinformation eingebaut. So sind zum Beispiel Reste des genetischen Codes von Retroviren für die Ausbildung eines Plazenta (Mutterkuchen) verantwortlich.

Doch worum handelt es sich bei einem Virus eigentlich?

Was ist ein Virus?

Obwohl Viruserkrankungen schon früh beschrieben wurden, konnten die Verursacher erst ab dem Ende des 19. Jahrhunderts identifiziert werden. 1938 konnte der erste tierische Virus, der die Maul- und Klauenseuche auslöste, identifiziert werden.

Viren haben keinen eigenen Stoffwechsel. Ihr Erbgut ist von einer Eiweißhülle umgeben. Da die Viren keine Mitochondrien (Zellkraftwerke) besitzen, können sie keine Energie produzieren oder selbst Proteine herstellen. Damit sie sich fortpflanzen können, benötigen sie die Zellen eines anderen lebenden Organismus. Diese Wirte können Pflanzen, Tiere, Menschen oder auch Bakterien sein. Der Virus dringt durch die Membran der Zelle in diese ein und verbindet seine Erbsubstanz mit dem genetischen Code der Wirtszelle. Durch diesen Vorgang wird die Wirtszelle dazu gebracht, ständig neue Viren herzustellen.

Durchschnittlich besitzen Viren eine Größe von 20 bis 300 Nanometer. Sie können nur mit einem Elektronenmikroskop dargestellt werden. Obwohl sie sehr einfach gebaute Organismen sind, ist ihr Angriff auf den Menschen besonders wirksam und kann in vielen Fällen tödlich enden. Durch den Angriff von Viren wird das menschliche Immunsystem aktiviert. Es erzeugt eine große Zahl an Makrophagen (Fresszellen), die die Viren bekämpfen. Einige Viren haben sich auch hier Überlebensstrategien zurechtgelegt. Sie überleben im

Inneren der Makrophagen und weißen Blutkörperchen und vermehren sich weiter.

Die kleinen Viren können sich besonders gut an veränderte Bedingungen anpassen. Der genetische Code befindet sich durch immer wieder stattfindende Mutationen in einem ständigen Wandel. Die mutierten Viren werden meistens nicht mehr von dem Immunsystem erkannt. Der Organismus kann sie nicht so effektiv selbst bekämpfen. Wegen der laufenden Änderung des genetischen Codes der Viren ist es wichtig, immer wieder neue Impfstoffe herzustellen, die in der Lage sind, auch die neuen Viren wirkungsvoll abzuwehren. Viele Viren sind auch in der Lage, durch Mutationen die Tierart zu wechseln und sich neue Wirte für ihre Vermehrung zu suchen. Häufig vermischen sich zwei verschiedene Viren und erhöhen so ihre Pathogenität für den neuen Wirt. Diese Form der Mutation der Gene wird auch als Antigenshift bezeichnet. Leben Tiere und Menschen auf besonders engem Raum zusammen, können sich die Viren noch leichter mischen und verbreiten. Deshalb besteht immer wieder die Gefahr einer Pandemie. Durch Massenimpfungen und Schutzverordnungen durch staatliche Regierungen kann dieses Risiko nur minimiert werden.

Woher kommen Viren?

Die genaue Herkunft der Viren konnte noch nicht geklärt werden. Wahrscheinlich sind sie älter als das Leben auf der Basis von Zellen. Über die Abstammung von Viren werden verschiedene Theorien aufgestellt:

1. Die Theorie der Coevolution

Die Viren stammen von einfachen Molekülen ab, die in der Lage sind, sich selbst durch Verdoppelung zu vermehren. Mehrere dieser Einheiten verbinden sich zu großen Einheiten, die ähnlich wie Zellen agieren.

2. Die Theorie der Degeneration

Viren entstanden aus kleinen, freilebenden Organismen und Bakterien. Im Lauf der Zeit gingen Teile ihrer genetischen Information verloren. Schließlich waren sie als Zellparasiten auf andere lebende Zellen angewiesen, um zu überleben und sich vermehren zu können. Die „Virozelle", eine mit einem Virus infizierte Zelle, ist das äußere Erscheinungsbild. Die bei der Vermehrung entstehenden Viruspartikel (Virionen) gleichen Pollen oder Sporen von Pflanzen.

3. Entstehung aus dem RNA- und DNA-Molekülen der Wirtszelle

Die Viren entstehen aus selbstständig gewordenen Nukleinsäuren aus dem genetischen Code der Wirtszelle. Die Partikel können sich unabhängig vom Erbmaterial der Wirtszelle vermehren, verhalten sich aber weiter wie Parasiten.

Damit ein Virus sich gut vermehren kann, ist es wichtig, dass es ständig seinen genetischen Code verändert. Nur so können immer neue Wirte befallen werden. Eine natürliche Selektion erfolgt durch das Immunsystem des Wirtes, das den Virus bekämpft. Treten bei der Vermehrung der Viren Fehler im genetischen Code auf, können diese nicht beseitigt werden, da Viren keine Reparaturmechanismen besitzen.

Da Viren Zellen benötigen, um zu überleben und sich zu vermehren, beginnen die ersten Abwehrreaktionen des Wirtes auf Zellebene. Diese Abwehrmechanismen werden auch als Resistenzfaktoren oder Restriktionsfaktoren bezeichnet. Zu diesen Faktoren gehören der Myxovirus-Resistenzfaktor, PAMP-Rezeptoren und Langerin, ein Protein. Bei Wirbeltieren erfolgt eine zusätzliche Abwehrreaktion durch das Immunsystem. Diese humorale Abwehrreaktion ist teilweise angeboren und teilweise erworben. Nach einem Kontakt mit einem Virus werden Antikörper und T-Zellen gebildet. Diese binden sich an die Viren (Antigene) und zerstören Zellen, die mit Viren infiziert sind. Trotzdem sind einige Viren in der Lage, sich im Organismus zu maskieren und in einem Ruhezustand mehrere Jahre zu überleben. Vor allem Herpes-Viren, die nach einer Infektion lebenslang im Körper bleiben, gehören zu dieser Gruppe von Viren. In gewissen Zeitabständen kommt es immer wieder zu einer Reaktivierung des Virusmaterials. Die dabei auftretenden Krankheiten verlaufen mild oder gänzlich ohne sichtbare Symptome.

Wie werden die wichtigsten Viren eingeteilt?

Die Einteilung der Viren erfolgt nach ihrer Taxonomie durch das „International Committee on Taxonomy of Viruses" (ICTV). Die Einteilung erfolgt in Art, Gattung, Familie, Unterfamilie und Ordnung.

Die Baltimore Klassifikation teilt die Viren anhand ihrer Struktur in sieben Gruppen ein:

Gruppe I: Viren mit einer Doppelstrang DNA

Gruppe II: Viren mit einer Einzelstrand DNA

Gruppe III: Viren mit einer Doppelstrang RNA

Gruppe IV: Viren mit einer positiven Einzelstrang RNA

Gruppe V: Viren mit einer negativen Einzelstrang RNA

Gruppe VI: Viren, deren positive Einzelstrang RNA in eine DNA umgeschrieben und in den genetischen Code der Zelle eingebaut wird

Gruppe VII: Viren mit einer Doppelstrand DNA kombiniert mit einem RNA-Zwischenstadium

Eine weitere Einteilung kann nach den befallenen Wirten erfolgen:

Viren, die Bakterien befallen

Viren, die Pilze und Algen befallen

Viren, die Pflanzen befallen

Viren, die Tiere befallen: in dieser Gruppe wird noch eine Unterscheidung zwischen Viren, die wirbellose Tiere angreifen, Viren, die Wirbeltiere infizieren und Viren, die in beiden Gruppen parasitieren, getroffen.

Die meisten Viren lassen sich genau in diese Gruppen einteilen. Nur Bunyaviridae und Rhabdoviridae befallen sowohl Tiere als auch Pflanzen.

Welche Viren sind vor Allem für Menschen gefährlich?

Viren, die bei Menschen Erkrankungen auslösen, werden nach ihrem genetischen Code und ihrer Hülle eingeteilt.

Viren mit einer Hülle

- Pockenviren
- Herpesviren
- Hepadnaviren
- Togaviren
- Flaviviren
- Retroviren
- Arenaviren
- Filoviren
- Orthomyxoviren
- Paramyxoviren
- Pneumoviren
- Rhabdoviren

2. Viren ohne eine Hülle

- Adenoviren
- Polyomaviren
- Papillomaviren
- Parvoviren
- Reoviren
- Caliciviren
- Hepeviren
- Picornaviren

Eine Sonderklasse bilden die Onkoviren. Diese verursachen bis zu 15 % der Krebserkrankungen bei Menschen.

- Epstein-Barr-Virus
- Hepatitis-B-Virus
- Hepatitis-C-Virus
- Humanes Papillomvirus
- Humanes T-lymphotropes Virus 1
- Humanes Herpesvirus 8

Was sind Riesenviren?

Riesenviren besitzen viele Gene, die bei den gewöhnlichen Viren nicht vorhanden sind. Zu den Riesenviren gehören:

- Poxviridae
- Iridoviridae
- Asfarviridae
- Mimiviridae
- Ascoviridae
- Pithoviren
- Orpheoviren
- Pandoraviren
- Faustoviren
- Dinodnaviren

Das Genom der Riesenviren ist besonders vielfältig und überschreitet eine Grenze von 300 kB (Basensträngen). Die größten Vertreter der Riesenviren besitzen einen größeren genetischen Code als kleine Bakterien. Sie werden bereits von Filtern mit einer Porengröße von 0,2 Mikrometern aufgefangen.

Die Riesenviren sind wirtsspezifisch. Sie können Einzeller, Insekten und Wirbeltiere befallen. Sind sie in den Wirt eingedrungen, beginnen die Riesenviren sich in den Zellkernen und im Zytoplasma der Zellen zu vermehren. Dabei findet ein intensiver Austausch der Gene in beide Richtungen statt.

Welche Medikamente können zur Behandlung von viralen Infektionskrankheiten eingesetzt werden?

Da Viren keine eigenständigen Zellen sind, können sie nicht, wie Bakterien, durch Medikamente abgetötet werden. Die Vermehrung der Viren findet im Inneren der normalen Zellen statt. Die Medikamente, die die Viren bekämpfen sollen, müssen das Eindringen der Viruspartikel in die Zellen verhindern oder die Vermehrung des Virus in der Zelle durch Beeinflussung des Stoffwechsels unterbinden. Eine weitere Möglichkeit besteht darin, dass die bei der Vermehrung entstandenen neuen Viruspartikel die befallenen Zellen nicht verlassen können.

Die Medikamente dürfen aber nicht zu einer schweren Schädigung der gesunden Zellen des Organismus führen. Es sollte nur der Zellstoffwechsel der Viren betroffen sein. Aus diesem Grund treten bei der Einnahme von antiviralen Medikamenten oft schwere Nebenwirkungen auf, die mit den Nebenwirkungen von Chemotherapeutika vergleichbar sind.

Ebenso wie Bakterien können auch Viren gegen antivirale Medikamente Resistenzen entwickeln. Da der Vermehrungszyklus sehr rasch abläuft, ist auch die Entwicklung von Resistenzen in kürzester Zeit möglich. Die antiviralen Medikamente müssen daher immer an die neue Struktur der Viren angepasst werden.

Sind Viren nur Krankheitserreger oder können sie auch bei Therapien eingesetzt werden?

Viren verursachen aber nicht nur Krankheiten. Sie können bei Therapien dazu genutzt werden, um Medikamente in die Zellen einzuschleusen. Bei der Phagentherapie werden Viren gezielt für die Bekämpfung von Tumoren und resistenten Bakterien verwendet. Ebenso sind abgeschwächte oder abgetötete Viren Bestandteile von Impfstoffen. Sie bereiten den Organismus auf einen Kontakt mit einem lebenden Virus vor und legen die Grundbausteine für eine erfolgreiche Immunantwort. Bei Gendefekten können Viren dazu genutzt werden, einen veränderten genetischen Code in die veränderten Zellen einzuschleusen.

Nachdem nun einigen Grundlagen über Krankheitserreger und die von ihnen ausgelösten Pandemien behandelt wurden, beschäftigt sich das Buch in den folgenden Kapiteln mit dem Verhalten von Menschen in Krisensituationen. Wie beeinflussen die Pandemien die Politik, die Wirtschaft und schließlich das Leben selbst? Und was können wir aus dem Verhalten der Menschen bei früheren Pandemien lernen, um in Zukunft besser für derartige Katastrophen gewappnet zu sein?

Handeln in Katastrophen

Die Spanische Grippe ist ein gutes Beispiel für die Auswirkungen von weltweiten Katastrophen. Die Seuche liegt nicht so weit in der Vergangenheit zurück wie die Pestepidemien. Die Menschen sind uns in ihren Verhaltensweisen und Empfindungen viel näher als die Menschen des Mittelalters. Wir können daher ihre Handlungsweisen gut nachvollziehen. Aus der Spanischen Grippe können wir lernen, wie wir uns bei ähnlichen Katastrophen verhalten müssen und uns schützen können.

Früher blieben sich die Menschen in Katastrophen sich selbst überlassen. Pandemien, die zahlreiche Todesopfer forderten, veränderten auch die Gesellschaft. Die Regierungen begannen Katastrophenpläne zu entwickeln, um die Bevölkerung des Staates bestmöglich zu schützen und im Bedarfsfall zu versorgen. Trotzdem kommt es nach wie vor auf die Reaktion jedes einzelnen Menschen in Krisen an.

Der Überlebensinstinkt

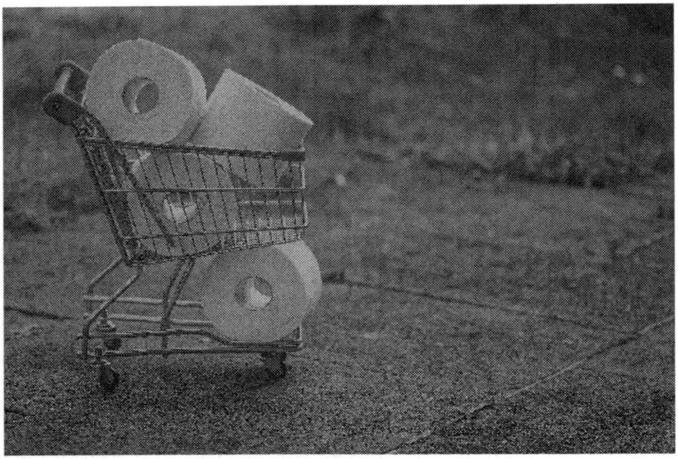

Menschen besitzen ein von Geburt an vorhandenes Verhalten, das dazu geeignet ist, sowohl das einzelne Individuum zu schützen als auch die Art zu erhalten. Dieses Verhalten wird auch als Überlebensinstinkt bezeichnet. Auch durch die Zivilisation konnte dieses instinktive Verhalten nicht verändert oder ausgeschaltet werden. Der Überlebensinstinkt ist der stärkste Instinkt nach dem Mutterinstinkt. Er beeinflusst auch heute noch unser Verhalten wesentlich.

Im Bedarfsfall können Menschen ohne Gewissensbisse lügen, stehlen, betrügen oder morden, nur um zu überleben. Das normale Sozialverhalten wird durch den Instinkt überlagert und kommt erst wieder nach dem Verschwinden der Gefahr zum Vorschein.

Diese Überlebensformel wird auch in verschiedenen Wirtschaftstheorien berücksichtigt. Diese haben zur Grundlage, dass Menschen in bedrohlichen Situationen immer selbstsüchtig handeln, um schlechten äußeren Bedingungen zu entgehen. Plötzliche Katastrophen setzen eine Kampf-Flucht-Reaktion in Gang. Das Gehirn setzt Adrenalin frei, alle nicht notwendigen Gefühle werden ausgeschaltet. Die Nebennierenrinde schüttet verstärkt Kortisol, ein natürliches Stresshormon aus. Alle Körperreserven werden mobilisiert. Nicht notwendige Funktionen, wie Verdauung, werden unterdrückt. Die Herzfrequenz und die Geschwindigkeit der Atmung steigen an. Sämtliche Muskeln sind angespannt. Der Körper ist bereit für den Angriff oder die Flucht. Erst nach Abklingen der Gefahr beginnt die Selbstregulation wieder die Oberhand zu gewinnen. Die Großhirnrinde übernimmt wieder ihre Funktionen. Rationales Verhalten löst das instinktive Verhalten ab. Der Mensch beruhigt sich und reagiert wieder gelassener auf seine Umgebung. Dieser Ablauf der Reaktionen hat sich seit der Steinzeit nicht verändert.

Aber der Überlebensinstinkt kann in bestimmten Situationen auch überwunden werden. Sportler, die über einen Abgrund balancieren oder aus großer Höhe springen, müssen den Überlebensinstinkt ausschalten. Dies geschieht durch den sogenannten Spannungspuls, der einige Sekunden vor dem Ereignis von der Großhirnrinde ausgesendet wird. Das elektrische Signal überwindet den Überlebensinstinkt und sorgt für den Ablauf des Bewegungsvorganges.

Auch die Pandemie der Spanischen Grippe löste eine Massenhysterie aus. Die Aussicht an der Lungenerkrankung zu sterben, brachte den Überlebensinstinkt wieder zum Vorschein. Obwohl in der heutigen Zeit medizinische Systeme vortäuschen, Krankheitserreger kontrollieren zu können, verbreiten sich diese in unserer modern vernetzten Welt immer sehr schnell. Trotzdem ist fraglich, wie weit diese Panik vor Krankheiten rational begründet ist. Als biologische Organismen sind wir in den Ablauf der Natur eingebunden. Würden wir in die Bekämpfung der biologischen Gefahren ebenso viele Ressourcen und Zeit investieren, wie in den Aufbau militärischer Einheiten und Strategien, könnte die Bekämpfung von Krankheiten viel effektiver gestaltet werden. Auch in der Zeit der Spanischen Grippe wurde dem Militär mehr Beachtung geschenkt als der Seuche. Dieser Umstand trug wesentlich zur Verbreitung der Lungenerkrankung bei.

Aufgrund der großen Fortschritte in der Technologie sind wir heute in der Lage, Pandemien wirkungsvoller zu bekämpfen als in den vorigen Jahrhunderten. Impfstoffe könnten entwickelt werden, wenn dafür die notwendigen finanziellen Mittel zur Verfügung gestellt werden. Doch meistens wird die wirtschaftliche Seite in den Vordergrund gestellt. Pharmakonzerne arbeiten gewinnorientiert. Die Entwicklung eines Impfstoffs wird erst in Angriff genommen, wenn die Katastrophe bereits eingetreten ist.

Und noch heute wird bei Pandemien dieselbe Panik erzeugt, wie zu Zeiten der Spanischen Grippe.

Panik und Terror

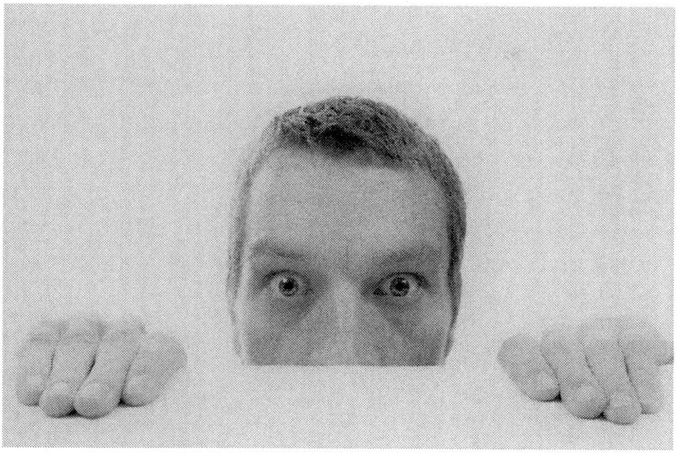

Angst und Panik gehört zu unserem täglichen Leben. Sei es die Angst vor Terroranschlägen oder die Angst an Krankheiten zu sterben, die Panik gehört zu dem täglichen Leben. Und schlimmer als das Ereignis selbst ist immer das vorher bereits verbreitete Gerücht. Dieses überholt sogar das tatsächliche Ereignis und sorgt für eine massive Beunruhigung unter der Bevölkerung. Irrationale Handlungen nehmen zu. Meistens sind die Menschen durch die panikartigen Reaktionen stärker gefährdet als durch das Ereignis selbst.

Auch bei der Spanischen Grippe begann die Panikindustrie sehr schnell zu arbeiten. Das globale Massensterben wurde mit der Apokalypse und der Vernichtung der Menschheit gleichgesetzt.

Kranke Personen wurden teilweise ihrem Schicksal überlassen. Durch Flüchtlinge aus Risikogebieten verbreitete sich die Seuche immer schneller. Die Soldaten in den Schützengräben waren aufgrund von Mangelernährung und schlechten hygienischen Bedingungen besonders gefährdet. Viele von ihnen erkrankten und starben. Sofort setzte die Propagandamaschinerie ein. Eine rationale Aufklärung der Bevölkerung war nicht gewünscht. Daher wurden auch kaum Abwehrmaßnahmen gegen das Grippevirus getroffen. Das Virus konnte unter diesen Voraussetzungen zweimal den Globus umrunden und viele Menschen in mehreren Wellen töten.

Eine ähnliche Reaktion erfolgt auf die immer häufiger stattfindenden Terroranschläge. Den Menschen wird vor allem eine Angst vor fremden Personen vermittelt. Abwehrmaßnahmen beschränken sich auf die Errichtung von Zufahrtsbeschränkungen. Gleichzeitig werden durch den Staat demokratische Rechte durch eine stärkere Überwachung stark eingeschränkt.

Geraten Menschen in einen Terroranschlag, werden ihre Handlungen sofort von Panik und Angst bestimmt. Auf der Flucht trampeln die Stärkeren wahllos schwächere Personen nieder. Jeder versucht, sich selbst zu retten. Nur einige wenige behalten die Kontrolle über ihre Handlungen und sind bemüht, anderen Menschen zu helfen und diese in Sicherheit zu bringen.

Kommunikation

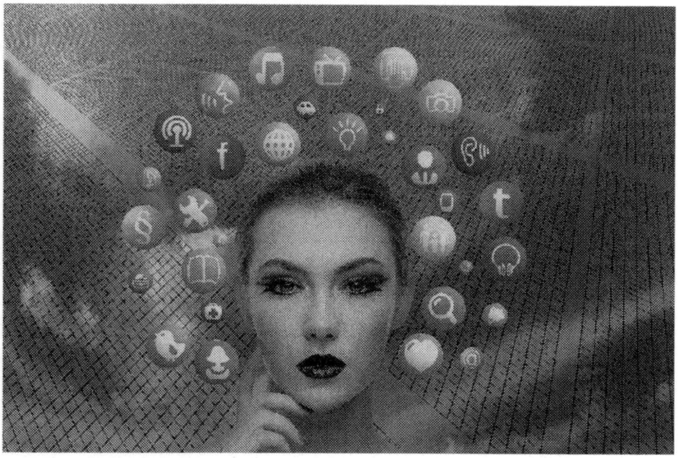

Obwohl die Spanische Grippe 1918 bis 1919 fast 50 Millionen Todesopfer forderte, fand sie lange keine Beachtung in den Medien. Viele betrachten die Hungersnot während und in den Jahren nach dem ersten Weltkrieg als größere Katastrophe als die Spanische Grippe. Die staatliche Propaganda versuchte die Lungenkrankheit so gut wie möglich totzuschweigen. Auch heute noch ist die Spanische Grippe, trotz einiger Buchveröffentlichungen, nicht wirklich im Bewusstsein der Menschen vorhanden. Erst die 2020 auftretende Pandemie hat weltweite Seuchen wieder in den Fokus der Öffentlichkeit gerückt.

Berichte über die Bewältigung der Spanischen Grippe durch die Menschen können uns auch heute noch bei dem Umgang mit der neuen Pandemie Hilfestellung leisten. Die Globalisierung fördert auch die Ausbreitung von

Krankheiten. Das Massenphänomen unbegrenztes Reisen von Menschen und unbegrenzter Transport von Wirtschaftsgütern stellt eine allgemeine Bedrohung dar. Infolge der verbesserten Kommunikation verbreiten sich die Nachrichten heute schneller. Schon nach wenigen Stunden erreicht uns die Nachricht über die Zahl der Todesopfer in entfernten Ländern. Die Panik wird dadurch noch verstärkt.

Die Kommunikation ist heute wesentlich einfacher gestaltet als in der Zeit der Spanischen Grippe. Mussten damals zur Information Briefe und Telegramme geschrieben werden, genügt heute ein kurzer Blick in das Internet. Entfernte Verwandte und Bekannte können leicht über das Handy erreicht werden. Ein schneller Austausch von Nachrichten ist möglich. Gleichzeitig können heute über die Kommunikation die einzelnen Menschen überwacht werden. In Krisenzeiten werden die Datenschutzbestimmungen nicht mehr beachtet. Bewegungsprofile der Menschen werden von staatlichen Stellen genutzt, um weitere Maßnahmen gegen die Ausbreitung einer Pandemie ergreifen zu können. Wie weit solche Einschränkungen der Rechte auch nach Abklingen der Pandemie noch anhalten, kann derzeit noch nicht beurteilt werden.

Wissenschaft

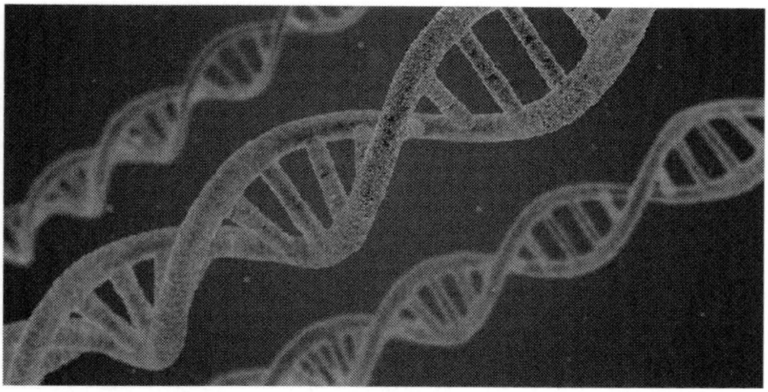

Mehr als 100 Jahre nach dem Ausbruch der Spanischen Grippe ist der Wissenschaft heute viel über die Seuche bekannt. Der Grippevirus konnte aus den Lungen von Leichen aus Massengräbern im Permafrostboden isoliert und identifiziert werden. Der Ansteckungsmodus bei Influenza wurde genau erforscht. Der damalige Erreger lebt auch heute noch in der Erbsubstanz der modernen Grippeviren weiter. Und auch nach vielen Jahren kann ein Pandemievirus von der Wissenschaft wieder zum Leben erweckt werden. Doch die Pandemie von damals stellt auch eine große Warnung für die Menschheit dar. Die gründliche Erforschung des Virus soll in unserer komplett vernetzten Welt eine neuerliche derartige Pandemie unmöglich machen.

80 Jahre nach der Pandemie konnten Forscher im Labor das Virus wieder aktiv werden lassen. In Tierversuchen starben zahlreiche Tiere an der Spanischen Grippe. Durch diese Versuche konnte das Erbgut noch genauer identifiziert

werden. Um 2000 gelang es, alleine durch den bekannten genetischen Code des Virus neue Viren zu erzeugen. Mit dieser Methode können auch gefährliche, gemischte Viren im Labor hergestellt werden. Es sollte nicht vergessen werden, dass sich im Permafrost noch weitere Viren in einem Ruhezustand befinden. Auch der gefürchtete Pockenvirus ist darunter. Ein Klimawandel könnte zu einer Aktivierung längst ausgestorben geglaubter Viren führen.

Heute haben Wissenschaftler die Gefährlichkeit der Spanischen Grippe genau erforscht. Das Virus entstand aus einer Verbindung von einem humanen und einem Vogelgrippe-Virus. Mehrere Faktoren machten aus einem normalen Influenza-Erreger einen absoluten Killer-Virus. Das Immunsystem der Wirte reagierte mit starken Entzündungsreaktionen. Die Erkrankten starben an Lungenödemen und Lungenblutungen. Warum der Virus für den Menschen infektiös wurde, ist bis heute nicht bekannt. Ein Grippeerreger, der heute aktuell ist, ist H5N1. Dieser enthält in seinem Genom Teile des Erregers der Spanischen Grippe. Seit dem Jahr 2002 wird der Virus für Menschen durch Mutationen immer ansteckender und gefährlicher. Fünf kritische Mutationen in den Polymerase-Proteinen konnten bereits identifiziert werden. Eventuell könnte dieser Virus in einigen Jahren eine neuerliche Grippe-Pandemie auslösen. Ob der Virus später direkt von Mensch zu Mensch übertragen werden kann, ist heute noch nicht geklärt.

Medien

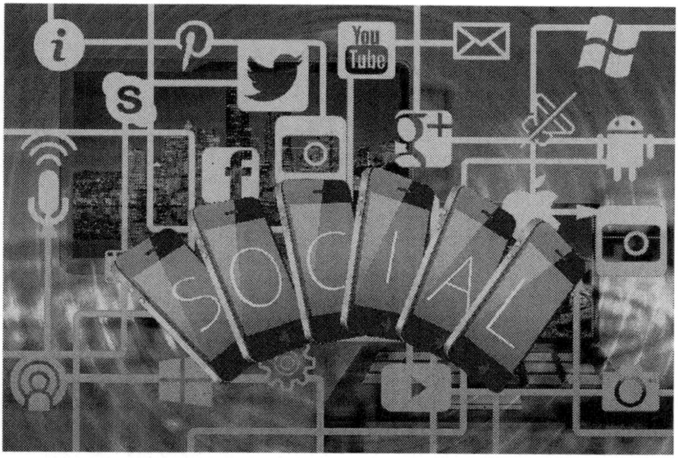

Auch zur Zeit der Spanischen Grippe berichteten Medien über die weltweiten Todesfälle. Durch die steigende Zahl der Toten war die Infrastruktur zum großen Teil nicht mehr vorhanden. In Zeitungen finden sich Berichte über Angehörige, die keinen Sarg für Tote auftreiben konnten. Oft standen keine Fuhrwerke für den Transport der Leichen zum Friedhof zur Verfügung. Mehrere Hundert Tote und der Zusammenbruch der Frontlinien verstärkten das Elend der Zivilbevölkerung. Da vor allem die Jungen getötet wurden, blieben die Alten oft unversorgt zurück und verhungerten. Trotzdem wurde die Spanische Grippe meistens nur auf den hinteren Seiten der Zeitungen abgedruckt. Die Toten der Kriegshandlungen und die Ausbreitung der Tuberkulose beherrschte die damalige Medienlandschaft. Eine Isolierung der Bevölkerung war nicht möglich, da der Kampf um das Überleben die Leute auf Märkte und Schwarzmärkte trieb. Gemeinschaftsküchen konnten nicht geschlossen werden, um das Elend nicht noch mehr zu verstärken. Das allgemeine Leben versank im Chaos. Der Staat setzte das Leben seiner Bürger aufs Spiel, indem er sogar Ärzten Transportmittel verweigerte. Hauspersonal, das erkrankte, wurde einfach entlassen, um auf der Straße zu sterben. Auch darüber wurde in den Zeitungen kaum berichtet. Sobald die Sterblichkeit durch die Grippe zurückging, verschwand das Thema vollständig aus den Berichterstattungen. Es sollte für viele Jahre im Vergessen versinken.

Staat

Der damalige Staat war fast ausschließlich an den Kriegshandlungen interessiert. Die Zivilbevölkerung wurde ihrem Schicksal überlassen. Durch das allgemein ausgebrochene Chaos wurde die Regierung immer mehr unterminiert. Schutzmaßnahmen wurden, wenn überhaupt, sehr spät beschlossen. Die Theater und Konzerthallen blieben lange geöffnet, um den Schauspielern nicht die Existenzgrundlage zu nehmen. Das Schicksal entlassener Dienstboten interessierte niemanden. Schulen wurden nur geschlossen, wenn in Klassen mindestens 15 % der Schüler an der Spanischen Grippe erkrankt waren. Im Gegensatz zu heute war der Staat nicht daran interessiert, die Existenz seiner Bürger zu sichern. Als einzige Hilfe wurden mit Spenden Großküchen offengehalten, in denen die Ansteckungsgefahr besonders groß war. Persönliche Schicksale fanden nur im Kleingedruckten der Zeitungen einen Widerhall.

Heute werden bei Pandemien durch die Regierungen umfangreiche Hilfspakete geschnürt, um die Wirtschaft für die Verluste zu entschädigen und Insolvenzen zu vermeiden. Durch Reduzierung des öffentlichen Lebens werden alle Bürger geschützt. Personen mit geringen Einkommen erhalten direkte staatliche Hilfen, um ihr Überleben zu gewährleisten.

Verschwörung und Fake-News

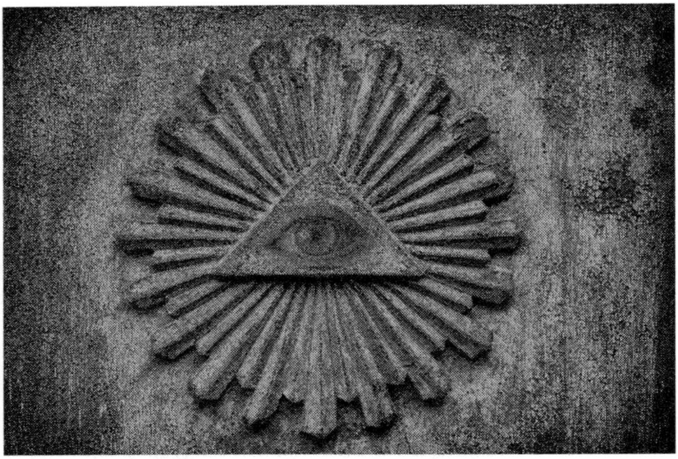

Bei jeder weltweiten Katastrophe werden Verschwörungstheorien und Fake-News verbreitet. Bei der Pest-Epidemie wurden die Juden verdächtigt, Brunnen zu vergiften und die Erkrankung zu verbreiten. Bei der Spanischen Grippe wurde die Ausbreitung der Lungenkrankheit dem Kriegsgegner in die Schuhe geschoben. Das Militär verbreitete gezielt falsche Informationen, um die Moral der Bevölkerung und den Zusammenhalt der Menschen zu stärken. Leider wurde damit auch eine schnelle Ausbreitung der Seuche bewirkt. Gezielte Schutzmaßnahmen konnten aufgrund der Desinformation nicht ergriffen werden.

Auch heute werden bei Katastrophen immer wieder Fake-News verbreitet. Rechtsradikale Kreise bezichtigen Flüchtlinge, das Virus gezielt zu verbreiten. Einige

Verschwörungstheorien beschuldigen die USA oder Russland, es in einem Labor gezüchtet und absichtlich freigesetzt zu haben. Es vergeht kaum ein Tag, an dem nicht neue Fake-News im Internet auftauchen und sich rasch um die ganze Welt verbreiten. Jeder fügt neue Tatsachen hinzu und bauscht die Meldung auf. Am Schluss ist durch das Stille Post Spiel aus einem Gerücht eine schreckliche, vermeintlich Wahrheit geworden. Die Untergangsstimmung nimmt immer mehr zu.

Da der Wahrheitsgehalt der Nachrichten meistens nicht überprüft werden kann, werden viele als Tatsachen gehandelt und durch Teilen weiterverbreitet.

Alternative Medizin

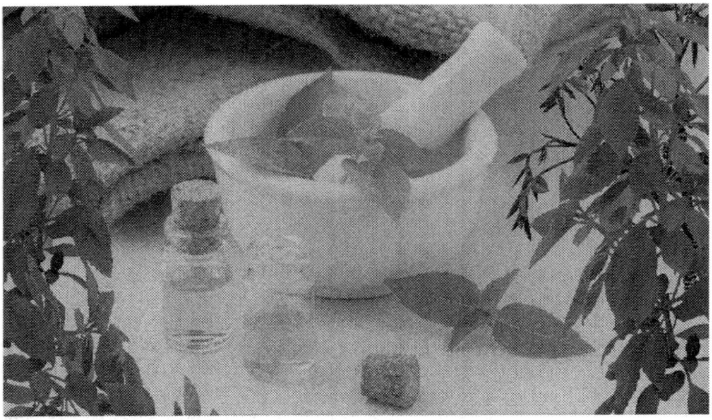

Da 1918 und 1919 noch keine antiviralen Medikamente zur Verfügung standen, wurde die Lungenerkrankung häufig mit alternativen Methoden behandelt. Hausmittel, wie Inhalationen mit Eukalyptus, sollten das Atmen erleichtern. Koffein, Strophanthin und Kampfer sollten die Lungenentzündung zurückdrängen. Die Alternativmedizin erlebte zu dieser Zeit ihren größten Aufschwung, der bis heute noch nachwirkt. Ob Fieberbehandlungen mit Phosphor oder Schwefel, Stärkung des Immunsystems durch pflanzliche Mittel, kaum eine Behandlung führte zu größeren Erfolgen als schulmedizinische Behandlungen. Da kaum Statistiken vorhanden sind, besteht heute noch die Ansicht, dass die Alternativmediziner bei der Behandlung der Spanischen Grippe größere Erfolge erzielen konnten, als die Schulmediziner.

Auch heute werden zur Behandlung von Pandemien immer noch alternative Heilmethoden angewendet. Das Immunsystem wird durch pflanzliche Präparate und Vitaminmischungen gestärkt. Mikronährstoffe sollen die Reaktionen der Zellen auf die Viren unterstützen.

Placebo-Effekt

Bei der Anwendung alternativer Heilmittel kann ein Placebo-Effekt eintreten. Die Selbstheilungskräfte des Körpers werden durch die Vorstellung einer Heilung aktiviert. Das Gehirn setzt auch bei der Verabreichung von stark verdünnten Stoffen Heilungsprozesse in Gang, die den Verlauf der Erkrankung positiv beeinflussen können. Schon der Glaube an die Wirkung eines alternativen Heilmittels kann helfen, dass sich Erkrankte besser fühlen. Die körperlichen Schädigungen durch das Virus laufen aber weiter. Der Tod tritt trotzdem ein. Derzeit laufen viele Studien, die die Auswirkungen des Placebo-Effekts auf die Heilungsprozesse genauer untersuchen sollen.

Wie wir aus der Spanischen Grippe lernen können, bringt jede Pandemie gravierende Veränderungen der Lebensumstände mit sich. In dem folgenden Kapitel behandelt das Buch die Auswirkungen der Grippepandemie auf die Politik, die Gesellschaft und das persönliche Leben jedes Einzelnen.

Die Welt nach der Grippepandemie

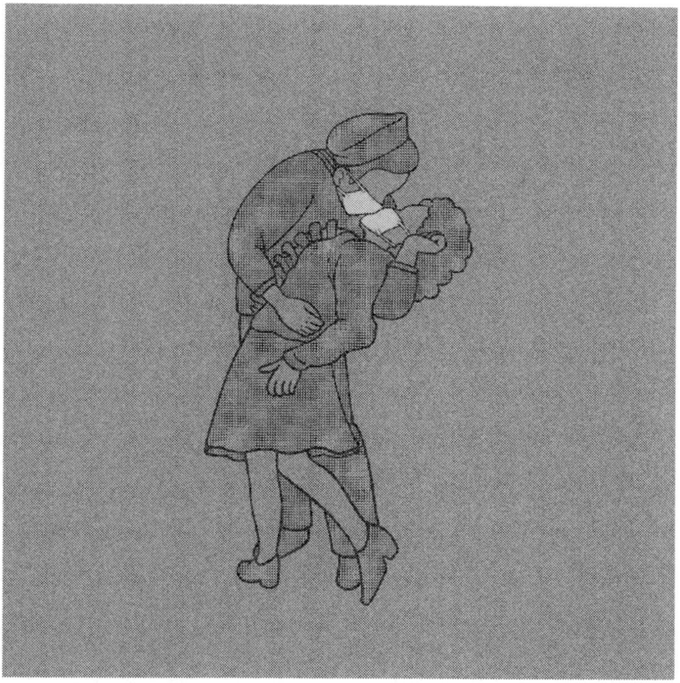

Die Grippepandemie hat die Welt verändert. Noch heute gilt die Spanische Grippe als das Beispiel für eine verheerende Krankheit, die sich über die ganze Erde ausbreitet. Viele prominente Opfer, wie Egon Schiele oder Max Weber, waren an der Spanischen Grippe verstorben. Überlebende mussten auch nach dem Abklingen der Symptome weiter versorgt werden. Teilweise blieben nach der Erkrankung starke Behinderungen zurück. Taubheit, Blindheit, Verlust des Geruchs- und Geschmackssinnes und zentralnervöse Störungen hinderten die Menschen daran, wieder einer Arbeit nachzugehen. Eine Zeitlang wurde sogar vermutet, dass die Entstehung von Parkinson wesentlich durch das Grippevirus beeinflusst wurde. Die Versorgung der geschädigten Personen belastete den Staat neben der Weltwirtschaftskrise noch zusätzlich. Der Kriegsverlauf wurde durch die Seuche wesentlich beeinflusst. Unter der Zivilbevölkerung brachen aufgrund der Hungersnöte (Steckrübenwinter) Revolten aus. Regierungen wurden destabilisiert. Die Bevölkerung war stark dezimiert. Die Wirtschaft musste erst wiederaufgebaut werden.

Seitdem hat sich die Welt stark verändert. Den Regierungen ist bewusst geworden, wie wichtig die Eingrenzung einer Seuche ist. Bei einem Ausbruch werden daher sofort Katastrophenpläne in Gang gesetzt, um eine neuerliche Pandemie zu vermeiden. Durch Social Distancing wird die Ausbreitung der Viren verlangsamt. Um die Bevölkerung zu schützen, werden auch wirtschaftliche Schäden in Kauf genommen. Die Ressourcen von Spitälern werden im Bedarfsfall verstärkt. Beatmungsgeräte und andere medizinische Apparate werden in ausreichender Anzahl zur Verfügung gestellt. Trotzdem steht auch heute noch die Gesundheitsversorgung im Fall einer Pandemie vor großen Herausforderungen.

Post Mortem

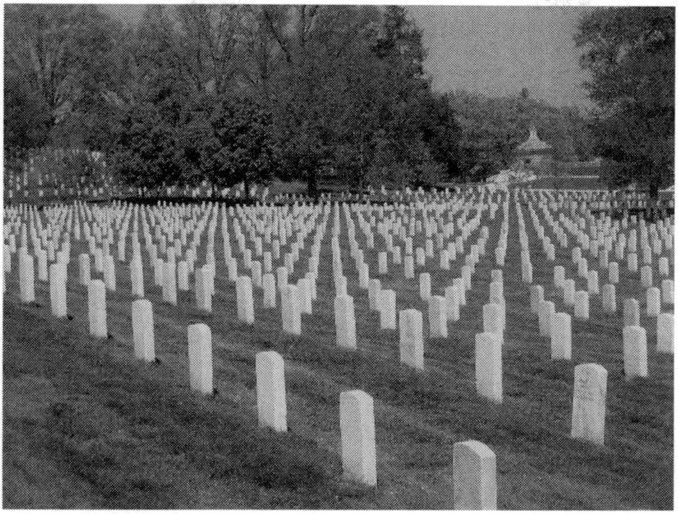

Obwohl die Spanische Grippe zu einer der schlimmsten Pandemien zählt, fehlen teilweise genaue Statistiken über die Opferzahlen. Das kollektive Vergessen hat auch die Opfer der Lungenkrankheit im Dunkel der Vergangenheit versinken lassen. Heutigen Schätzungen zufolge sollen allein im Deutsch Reich 426 000 Menschen an der Spanischen Grippe gestorben sein. Die Dunkelziffer ist bei dieser Zahl noch nicht berücksichtigt. Weltweit starben an der Pandemie ungefähr 50 Millionen Menschen, das entspricht zwei Prozent der Weltbevölkerung. Am stärksten betroffen waren Staaten, die einen hohen Anteil an Ureinwohnern hatten. Auf kleinen pazifischen Inseln starben fünf Prozent der Bevölkerung an der Spanischen Grippe. In der Armee der USA starben ebenso viele

Soldaten an der Grippe wie bei Kampfhandlungen. Unter der Zivilbevölkerung der USA forderte die Spanische Grippe 650 000 Tote. In Indien verstarben 17 Millionen Menschen. Es existierte kaum ein Land, das nicht von der verheerenden Pandemie betroffen war. Lediglich kleine, isolierte Inseln, wie St. Helena, blieben von den Grippewellen vollständig verschont.

Erste Anzeichen der Erholung

Nach der dritten Welle ebbte die Spanische Grippe langsam ab. Zahlreiche Überlebende litten allerdings an Encephalitis lethargica und ähnlichen Symptomen. Die Wirtschaft begann sich nach der großen Krise langsam zu erholen. Die später auftretende vierte und fünfte Welle der Spanischen Grippe verliefen harmloser. Das Virus hatte einen Großteil seiner Letalität eingebüßt und verursachte nur noch milde Infektionen. Der Postverkehr wurde wieder aufgenommen. Langsam begann sich auch die Wirtschaft wieder zu erholen.

Wirtschaftlicher Schaden

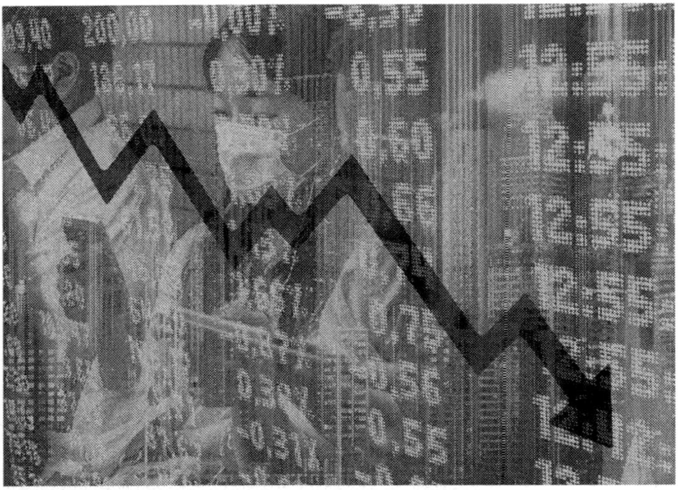

In betroffenen Ländern sank das reale Bruttoinlandsprodukt um bis zu sechs Prozent. Das Konsumverhalten ging um acht Prozent zurück. Nicht nur die Aktien verloren an Wert. Auch kurzfristige Staatsanleihen mussten die Renditen kürzen. Die daraufhin folgende Rezession betraf alle Teile der Bevölkerung. Bargeld wurde zu Mangelware.

Durch die zu spät einsetzenden Maßnahmen gegen die Ausbreitung der Pandemie wurde die Wirtschaft noch stärker geschädigt, Heutige Untersuchungsmodelle zeigen, dass schnelle Beschränkungen und eine Lockerung bei einem Rückgang der Infektionszahlen der Wirtschaft weniger schaden als zögerliche Maßnahmen.

Sozialer Schaden

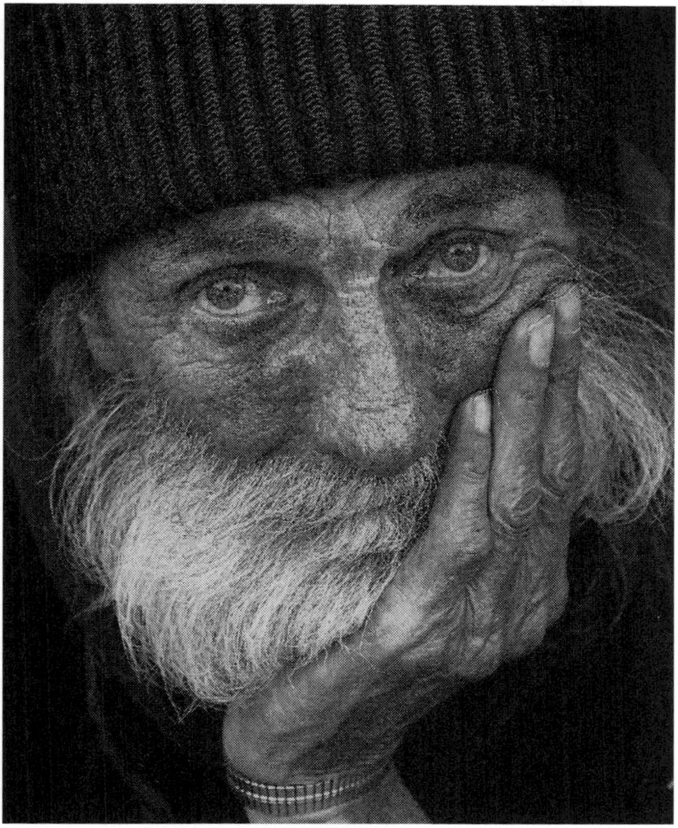

Durch die Spanische Grippe wurde die existentielle Grundlage vieler Menschen vernichtet. Der Krieg trug das Seine dazu bei, die Situation noch weiter zu verschärfen. Viele alte Menschen waren durch den Verlust junger Angehöriger im Alter nicht mehr abgesichert.

Gesundheitliche Folgeschäden hinderten Überlebende, am Arbeitsmarkt zu 100 % teilzunehmen.

Regierungsstrukturen und Gesundheitssysteme mussten neu aufgebaut werden, um Pandemien in Zukunft zu verhindern. Die Gesellschaftsstruktur hatte sich wesentlich gewandelt. Die Kluft zwischen Arm und Reich war größer geworden, soziale Spannungen traten verstärkt auf. Auf diesem Nährboden konnten sich nationale Strömungen festsetzen, die die Welt in den Abgrund des zweiten Weltkriegs führten.

Pandemien sind nach wie vor aktuell. Auch im Jahr 2020 ist unsere Gesellschaft gefordert, mit einer ausgebrochenen Pandemie fertig zu werden und die Menschheit zu schützen. Dieses Buch soll dabei helfen, Lehren aus vergangenen Pandemien zu ziehen, um die aktuelle Situation einfacher bewältigen zu können.

Aktuelle Situation

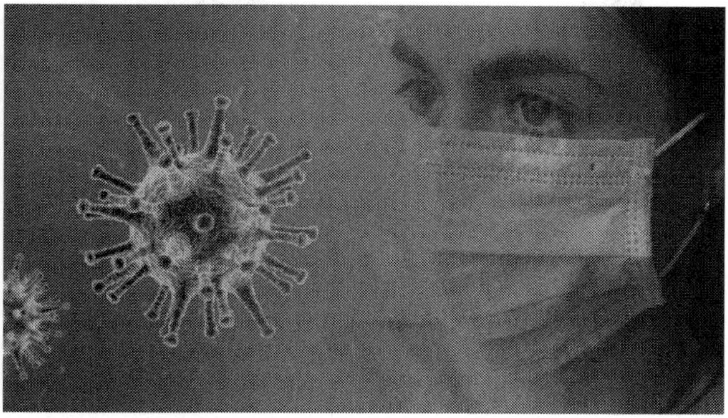

Derzeit wird die Welt von einer weiteren Pandemie bedroht. Ein Virus verbreitet sich rasant und verursacht schwere Atemwegserkrankungen. Zur Eindämmung der Pandemie werden weltweit Maßnahmen ergriffen, die das soziale Leben und die Wirtschaft stark beeinträchtigen. Trotzdem steigt die Zahl der infizierten Personen und der Todesfälle stark an. In einigen Ländern sind die Gesundheitssysteme bereits so stark überlastet, dass das Prinzip der Triage wiedereingeführt wird. Patienten, die geringere Überlebenschancen haben, werden nicht mehr behandelt, um anderen eine bessere Versorgung bieten zu können. Weltweit forschen die Pharmakonzerne an neuen Medikamenten, die helfen können, das neue Virus zu bekämpfen. Auch die Entwicklung eines Impfstoffs liegt noch in weiter Ferne. Um infizierte Personen rasch isolieren zu können und die Verbreitung der Lungenerkrankung einzudämmen, werden in allen Ländern verschiedene Tests durchgeführt. Doch was macht dieses Virus so besonders und gefährlich?

Die Viren kommen bei verschiedenen Tierarten vor. Die Krankheitserreger verursachen Erkrankungen mit mildem und tödlichem Verlauf. Normalerweise verhalten sich die Viren wirtsspezifisch, sie können nicht von einer Tierart auf eine andere übertragen werden. Eine Ausnahme entsteht durch besonders engen Kontakt zwischen Tieren und Menschen und den Verzehr des Fleisches von infizierten Tieren. Auf diesem Weg ist es auch möglich, dass Menschen sich infizieren. Als Reservoir für die Viren kommen vor allem Flughunde und Fledermäuse in Frage. Diese Tiere können das Virus übertragen, zeigen aber nach Infektionen nur milde bis gar keine Symptome.

Den meisten Besitzern von Katzen ist das als Auslöser der tödlichen FIP gut bekannt. Die Katzen infizieren sich durch Kontakt mit anderen Katzen mit dem Virus. Das Virus befällt die Zellen des Nasen- Rachenraums und beginnt sich zu vermehren. Bei 10 % der Katzen mutiert das Virus nach der Infektion zu dem tödlichen FIP-Virus. Dieses löst massive Fehlreaktionen des Immunsystems aus. Durch die starke Produktion von Zytokinen (Teilen des körpereigenen Abwehrsystems) bilden sich im ganzen Körper Entzündungen. Die Wände der Blutgefäße werden geschädigt und durchlässig. Die Bauchhöhle und die Brusthöhle füllen sich mit einer eiweißhaltigen, bernsteinfarbenen Flüssigkeit. Lauft die Entzündungsreaktion verzögert ab, entsteht eine trockene FIP. Auf der Lunge dem Herz lagern sich Fibrinfäden ab. Ist die FIP einmal ausgebrochen, verläuft die Erkrankung immer tödlich. Eine Therapie war bis vor Kurzem nicht möglich. Letztes Jahr wurde ein Nukleosidanalogon, GS-

441524, entwickelt. Dieses Medikament ist in der Lage, den Ausbruch der FIP zu stoppen. In Europa ist GS-441524 noch nicht zugelassen. Daher ist derzeit eine Impfung die einzig mögliche legale Vorbeugung. Der Impfstoff wird in die Nase getropft und erzeugt eine Immunität auf Zellbasis an der Eintrittspforte des Virus. Der Wirkungsgrad beträgt ungefähr 60 %.

Hunde sind davon weniger schlimm betroffen. Bei ihnen lösen die Viren nur milde Durchfälle aus.

Infektionen sind auch bei Nutztieren bekannt. Bei Kälbern tritt nach einer Infektion starker Durchfall auf (Kälberdysenterie), Schweine erkranken an der TGE (Transmissible Gastroenteritis)

Auch für den Menschen stellt das Virus eine große Gefahr dar. Bisher sind einigen Epidemien und eine Pandemie dadurch ausgelost worden.

Die Gefahren

Die Viren gehören zu den Rhinoviren. Sie sind genetisch besonders vielfältig. Durch genetische Mutationen können sie die Artenbarriere überwinden und bei Menschen schwere Infektionen hervorrufen. Einige der Viren lösen leichte Erkältungen aus, andere verursachen schwere Lungenkrankheiten.

Die Viruspartikel sind ungefähr 160 Nanometer groß. Auf ihrer Hülle befinden sich zahlreiche Fortsätze (Spikes aus Proteinen), die dem Virus seine charakteristische Form verleihen. Mit diesen Fortsätzen dockt der Virus an den Zellen der oberen Atemwege oder des Darmtraktes an. Um in die Zelle eindringen zu können, benötigt der Virus Furin, ein Protein, das für die Aktivierung von Eiweiß verantwortlich ist. Furin befindet sich hauptsächlich im Gewebe der Lunge, des Dünndarms und der Leber. Auch das zentrale Nervensystem enthält Furin. Ist der Virus in die Zelle eingedrungen, verbindet sich seine RNA (Ribonukleinsäure) mit dem Genmaterial der Zelle. Neue Viruspartikel werden produziert.

Der Virus setzt im Körper verschiedene Entzündungsreaktionen in Gang. In dem betroffenen Gewebe werden große Mengen an Zytokinen produziert, die das Immunsystem aktivieren. Durch die Zytokine wird die Entzündung des Gewebes verstärkt. Die nach einigen Tagen produzierten Antikörper lagern sich an den Virus an und bilden große Komplexverbindungen.

Bei einer leichten Infektion mit einem Virus kann das Immunsystem gut mit der Erkrankung fertig werden. Die

Symptome ähneln einem mild verlaufenden, grippalen Infekt.

Durch Mutationen entstanden einige Viren, die bei Menschen schwere Atemwegserkrankungen auslösen. Auf die Epidemie durch SARS-CoV folgte eine weiter Epidemie durch das MERS-Virus. Beide Viren verursachten schwere Erkrankungen der Lunge mit Todesfällen. Da die Ausbreitung sehr langsam erfolgte und die Ansteckung nur durch sehr engen Kontakt möglich war, konnten die Epidemien gut auf einige lokale Ausbrüche eingegrenzt werden. Anders gestaltete sich der letzte Ausbruch durch das neue Virus. Das durch Tröpfcheninfektion übertragene Virus verbreitete sich aufgrund der Globalisierung rasch auf allen Kontinenten.

Der erste Ausbruch des Virus fand in China in der Provinz Wuhan statt. Wahrscheinlich erfolgte die Übertragung auf den Menschen durch den Genuss von Flughundfleisch. Chinesische Arbeiter, die Silvester bei ihren Familien in China gefeiert hatten, verbreiteten den Virus in den Textilfabriken in der Lombardei, Italien. Dort fand der schwerste Ausbruch innerhalb Europas statt. Über Flugzeuge, Güterverkehr und Reisende konnte sich das Virus in weitere Länder ausbreiten.

Welche Symptome treten auf?

Die Übertragung erfolgt durch Tröpfcheninfektion oder Schmierinfektionen. Die Viruspartikel werden mit dem Sekret aus Nase und Mund ausgeschieden und binden sich in der Luft an Staubpartikel. Wird eine andere Person direkt angeniest, gelangen die Viren in ihren Körper und beginnen die Zellen zu befallen. Doch auch in der Luft sinken die Viren nur langsam zu Boden. Sie verteilen sich dabei im gesamten Raum und sind mehrere Tage überlebensfähig. Werden verunreinigte Gegenstände mit den Händen berührt, kann das Virus über die Finger in das Gesicht gelangen. Bei niedrigen Temperaturen und normaler Luftfeuchtigkeit können die Viren bis zu sieben Monate ohne Wirt überleben.

Nach einer Inkubationszeit von ein bis 14 Tagen treten die ersten Symptome auf. Es sind auch bereits vereinzelt Inkubationszeiten von bis zu 27 Tagen bekannt geworden. Der Hals kratzt, Fieber tritt auf. Die Erkrankten beginnen zu husten. Breitet sich der Erreger bis in das Lungengewebe aus, entstehen schwere Pneumonien (Lungenentzündungen). Die Patienten müssen künstlich beatmet werden.

Es sind vor allem Personen mit einem Alter von über 60 Jahren oder einem geschwächten Immunsystem empfänglich. Doch auch Kinder können in Einzelfällen schwer an der Infektion erkranken. Die besondere Gefährdung älterer Personen ist in dem Ablauf früherer Immunreaktionen begründet. Je häufiger das Abwehrsystem mit einer überschießender Immunantwort (bei Allergien, oder einem Kontakt mit einem anderen Erreger) reagiert hat, umso mehr Zytokine werden bei dem Kontakt mit dem Virus produziert. Die Schädigung des Gewebes fällt stärker aus.

Wie kann eine Infektion nachgewiesen werden?

Für den Nachweis der Infektion können mehrere Tests angewendet werden. Der Goldstandard ist der Nachweis der Viren mit der RT-PCR (Real Time Polymerase Kettenreaktion). Das genetische Material der Viren wird aus tiefen Nasen- und Rachenabstrichen nachgewiesen. Die Virus-RNS wird mithilfe von Enzymen verdoppelt und verlängert. Danach kann der Virus mit Elektrophorese nachgewiesen werden. Der RT-PCR Test ist vor allem zu Beginn der Infektion besonders aussagekräftig. Später können falsch negative Ergebnisse auftreten.

Eine weitere Testmöglichkeit besteht in dem Nachweis von Antikörpern. Dieser werden häufig mit Schnelltests durchgeführt. Da die Bildung der Antikörper erst einige Tage nach der Ansteckung erfolgt, ist der Test in den ersten Tagen der Infektion falsch positiv.

Auch das Messen der Körpertemperatur kann nicht als zuverlässiger Test betrachtet werden. Fieber tritt erst nach der Inkubationszeit auf. Die Viren können aber schon Tage vorher ausgeschieden und auf andere Menschen übertragen werden.

Eine Virusinfektion kann auch durch den Anstieg des CRP-Wertes nachgewiesen werden. CRP ist ein Protein, da in der Leber gebildet wird. Es ist ein natürlicher Bestandteil des Immunsystems und wird bei Blutuntersuchung zum Nachweis von Entzündungen genutzt. Dieser Anstieg wird in China sogar für die statistische Berechnung der Überlebenschance von infizierten Personen genutzt.

Derzeit ist eine gezielte Behandlung noch nicht möglich. Verschiedene Virostatika, wie Remdesivir, werden auf ihre Wirksamkeit getestet. Auch an der Entwicklung eines Impfstoffes wird weltweit geforscht.

Das aktuelle Virus ist deshalb besonders gefährlich, weil es sich durch Kontakte schnell ausbreitet. Da keine flächendeckenden Tests durchgeführt werden, ist die Ansteckung von Menschen durch infizierte Personen, die selbst keine Symptome zeigen, mit besonders hoher Wahrscheinlichkeit möglich.

Die Gesundheitssysteme der meisten Länder sind bereits an ihre Grenzen gelangt. In Italien ist das Prinzip der Triage wieder zum Leben erweckt worden. Die eigentlich für die Versorgung verwundeter und kranker Soldaten in Kriegszeiten entwickelte Vorgehensweise führt zu einer Selektion der Patienten aufgrund ihrer Überlebenschancen. Menschen mit einer schlechten Prognose werden nicht mehr behandelt, sondern ihrem Schicksal überlassen.

Für Personen, die im Gesundheitssystem arbeiten, stehen nicht genügend Schutzausrüstungen zur Verfügung. Handschuhe und Schutzmasken sind Mangelware. Stecken sich Ärzte oder Krankenschwestern und Pfleger an, müssen oft ganze Abteilungen geschlossen werden. Daher werden die Ärzte in Österreich teilweise zwangsverpflichtet und müssen sich in eine freiwillige Quarantäne begeben. Ortswechsel sind ihnen nur zwischen der Wohnung und dem Arbeitsplatz erlaubt. Steigen die Erkrankungsfälle, sind die Intensivstationen schnell überlastet. Es stehen dann nicht mehr genügend Beatmungsgeräte zur Verfügung.

Der Shut Down der Wirtschaft führt zu großen Problemen. Die Menschen fühlen sich verunsichert und tätigen

Hamsterkäufe. Daher entsteht trotz gefüllter Zentrallager in vielen Supermärkten der Eindruck von Mangelzuständen. Das logistische Problem des Warentransports kann nicht genügend schnell gelöst werden.

Durch die Stilllegung verschiedener Wirtschaftssparten werden Arbeitnehmer gekündigt oder in die Kurzarbeit gedrängt. Lohnausfälle von bis zu 40 % führen zu einer Reduktion des Konsumverhaltens. Da derzeit noch kein arbeitsloses Grundeinkommen existiert, ist die Existenz vieler Menschen gefährdet. Kosten für Wohnbedürfnisse, Energie und Lebensmittel können nicht mehr aufgebracht werden. Besonders betroffen sind Personen, die bereits vorher wohnungslos oder bedürftig waren. Die Tafeln schließen, die Grundversorgung mit Lebensmitteln ist nicht mehr gesichert. Auch bei der medizinischen Versorgung bleiben Menschen mit geringem Einkommen auf der Strecke. Die Kluft der Zweiklassenmedizin wird noch mehr verstärkt.

Nach Ende der Pandemie wird in der Wirtschaft mit hoher Wahrscheinlichkeit eine Rezession folgen. Derzeit bestehen Schätzungen für einen Rückgang der Wirtschaftsleistung um mindestens 2,8 %. Viele Kleinbetriebe könnten durch die Krise dauerhaft geschädigt werden. Die Macht der Konzerne könnte steigen, da kein Gegenpol mehr besteht.

Durch die Schulschließungen verzögert sich die Ausbildung der Schüler. Wertvolle Lebenszeit geht verloren. Für einen längeren Fernunterricht sind meistens keine Ressourcen vorhanden. Auch hier sind die Kinder unterer Schichten benachteiligt. Sie verfügen zuhause nicht über die gleichen Einrichtungen wie Kinder aus reichen Elternhäusern. Die Kluft zwischen Arm und Reich vergrößert sich weiter. Die

Chancen, einen Aufstieg durch Bildung zu erreichen, sinken.

Das Social Distancing bringt massive persönliche Probleme mit sich. Alte Menschen, die sterben, können bei diesem Prozess nicht von ihrer Familie begleitet werden. Die Pfleger sind überlastet und haben keine Möglichkeit, diesen Mangel auszugleichen. Besuche in Altenheimen und Pflegeheimen sind nicht mehr gestattet. Der Kontakt zu Kindern und Enkelkindern ist massiv eingeschränkt. Obwohl das Kontaktverbot die alten Personen schützen soll, kann es zu einer starken Vereinsamung und psychischen Problemen führen. Die Versorgung mit Lebensmitteln erfolgt ebenfalls kontaktlos. Sind ältere Personen in der Nutzung des Internets nicht geübt, können sie ihre Bankgeschäfte nicht online erledigen. Auch das Aufgeben von Bestellungen und die Lieferung von Lebensmitteln wird in manchen Regionen zum Problem.

Die Versorgung durch Ärzte ist ebenfalls eingeschränkt. Rettungen weigern sich, Patienten in ein Spital zu bringen, um Ressourcen zu schonen. Da Ordinationen immer nur von einer Person betreten werden dürfen, sind lange Wartezeiten im Freien bei jeder Wetterlage die Folge.

Die Pandemie wird die Gesellschaft ebenso nachhaltig verändern, wie die Spanische Grippe 1918/1919. Der Überfluss an Waren wird nicht mehr für alle zur Verfügung stehen. Der Konsum wird durch die schlechte Einkommenslage massiv eingeschränkt. Arbeitslosigkeit gefährdet persönliche Existenzen. Eventuell werden durch die Folgen einer Wirtschaftskrise wieder Regierungen destabilisiert und extreme Strömungen verstärkt. Einige Menschen werden sich wieder auf spirituelle Werte besinnen. Die Kirche könnte in der Krise einen Aufschwung erleben.

Durch die Stärkung der Konzerne, die bereits seit Jahren Bestell- und Lieferprozesse über Internet abwickeln, wird die lokale Wirtschaft noch mehr beeinträchtigt. Eine generelle Zunahme der Armut könnte die Folge sein.

Reisen in andere Länder sind durch Grenzschließungen bereits nicht mehr möglich. Scheitern Staaten bei der Rückholung ihrer Staatsbürger aus dem Ausland infolge von Luftraumschließungen, ist die Existenz der gestrandeten Personen gefährdet. Die Konsulate sind meistens nicht in der Lage, einen starken Andrang zu bewältigen und alle Personen zu versorgen.

Da die Produktion vieler Waren aus Kosten- und Umweltschutzgründen ins Ausland ausgelagert wurde, kann es zu Engpässen bei Medikamenten kommen. Auch für chronische kranke Personen sind Medikamente in Zeiten der staatlichen Abschottung nur begrenzt verfügbar.

Empfehlung

Um nach Möglichkeit eine Infektion mit dem Virus zu vermeiden, muss das Social Distancing unbedingt eingehalten werden. Kontakte mit Personen, die nicht im gleichen Haushalt leben, sind unter allen Umständen einzuschränken. Die Wohnung darf nur verlassen werden, um Arztbesuche oder den Einkauf von Lebensmitteln oder anderen lebensnotwendigen Waren zu erledigen.

Auf der Straße muss ein Mindestabstand von mindestens einem Meter zu anderen Personen gehalten werden. Dadurch wird das Risiko für eine Übertragung der Viren gesenkt. Ansteckungs-Partys helfen nicht, durch eine Durchseuchung das Virus zu stoppen. Es können ernsthafte Erkrankungen auch bei jungen Personen auftreten. Im schlimmsten Fall erkranken die Teilnehmer nicht, geben den Virus aber an ältere Menschen weiter.

Treffen mit mehreren Personen sollten immer vermieden werden. Spazierengehen ist mur alleine oder gemeinsam mit anderen Personen, die im selben Haushalt leben gestattet.

Der beste Schutz gegen eine Infektion mit dem Virus ist das Waschen und die Desinfektion der Hände. Werden außerhalb der Wohnung Gegenstände angefasst, sollten nach Möglichkeit Einmalhandschuhe getragen werden. Beim Ausziehen der Handschuhe darf die Außenfläche nicht mit der bloßen Haut berührt werden. Die Handschuhe dürfen kein zweites Mal verwendet werden.

Um sich zu schützen, können die Griffe der Einkaufswagen mit einem alkoholhaltigen Desinfektionsmittel eingesprüht werden. Nach dem Abstellen des Einkaufswagens sollten die Hände sofort desinfiziert werden.

Eine Berührung des Gesichts mit den Händen sollte nicht erfolgen, da das Virus so auf die Schleimhäute von Augen und Nase übertragen werden kann. Jedes gründliche Waschen der Hände reduziert die Gefahr einer Ansteckung.

Da das Virus eine Lipidhülle (Hülle aus Fetten) besitzt, kann es durch herkömmliche Desinfektionsmittel gut abgetötet werden. Bei einem Engpass an Desinfektionsmitteln kann auch hochprozentiger Alkohol verwendet werden.

Was können die Staaten gegen eine zu schnelle Ausbreitung tun?

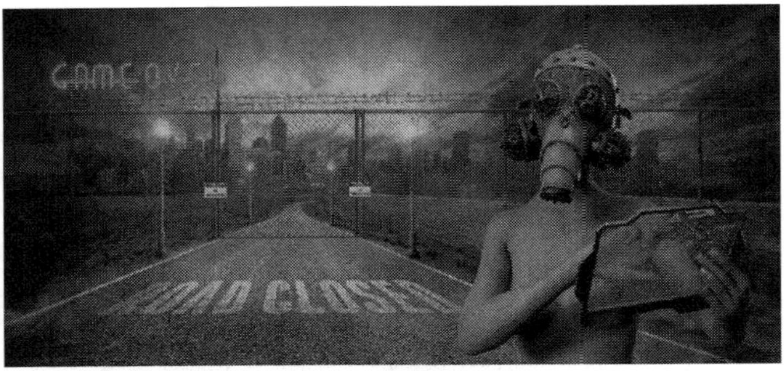

Um eine Expansion der Pandemie zu vermeiden und die Bürger vor der Infektion zu schützen, ist eine Schließung der Grenzen unerlässlich. Der freie Reiseverkehr muss so früh wie möglich eingeschränkt werden. Auch der Luftraum ist zu sperren. Nur mehr der absolut notwendige Warenverkehr sollte die Grenzen passieren dürfen.

Bürger, die sich noch im Ausland befinden, sollten schnellstmöglich in die Heimat geholt werden.

Soziale Kontakte müssen auf ein Minimum beschränkt werden. Per Gesetz oder Verordnung werden die Freiheitsrechte eingeschränkt. Ein Versammlungsverbot muss erlassen werden. Um das Kontaktverbot zu überprüfen, kann der Staat das Datenschutzgesetz teilweise umgehen. Handydaten werden ausgewertet, um Bewegungsprofile der Bürger zu erstellen.

Kulturveranstaltungen werden abgesagt. Konzerthallen und Theater so schnell wie möglich geschlossen.

Durch die Schließung der Schulen werden die Schüler vom Unterricht befreit. Um die Ausbildung nicht zu gefährden, kann ein eingeschränkter Heimunterricht eingerichtet werden. Die Schulen und Kindergärten müssen aber weiter für die Kinder von Personen geöffnet bleiben, die in systemrelevanten Berufen arbeiten. Hier muss der Staat eine Tagesbetreuung einrichten, da die Kinder nicht zuhause versorgt werden können. Zu den systemrelevanten Berufen zählen Ärzte, Pflegepersonal, Personal im Lebensmittelhandel, in der Kommunikation und in der Abfallwirtschaft.

Prüfungen müssen verschoben oder online durchgeführt werden.

Geschäfte, die nicht systemrelevant sind, müssen per Verordnung geschlossen werden. Dazu gehören auch Restaurants, Kaffeehäuser und Biergärten.

Damit es nicht zu Kündigungswellen kommt, ist die Einrichtung von Telearbeitsplätzen unerlässlich. Den Firmen kann per Verordnung die Pflicht auferlegt werden, den Angestellten Homeoffice anzubieten.

In den Krankenhäusern und an zusätzlichen Orten muss der Staat ausreichende Einrichtungen für die Isolation von infizierten Personen einrichten. Gleichzeitig müssen möglichst viele Menschen auf das Virus getestet werden, um infizierte Personen schon vor dem Auftreten von Symptomen zu erkennen und zu isolieren. Je früher die infizierten Menschen isoliert werden, umso weniger Personen können angesteckt werden.

Eine ausreichende Information und Aufklärung der Bürger über die Pandemie sollte über Zeitung, Fernsehen und digitale Medien erfolgen. Nur durch Information können die Maßnahmen zur Begrenzung der Pandemie durchgesetzt werden. Aufklärung schützt auch vor Fake-News.

Sämtliche Maßnahmen sind von der Exekutive zu überwachen. Bei Verstößen müssen drakonische Strafen verhängt werden, um die neuen Bestimmungen so schnell wie möglich durchzusetzen.

Was kann der Staat unternehmen, um die Wirtschaft des Landes zu stützen?

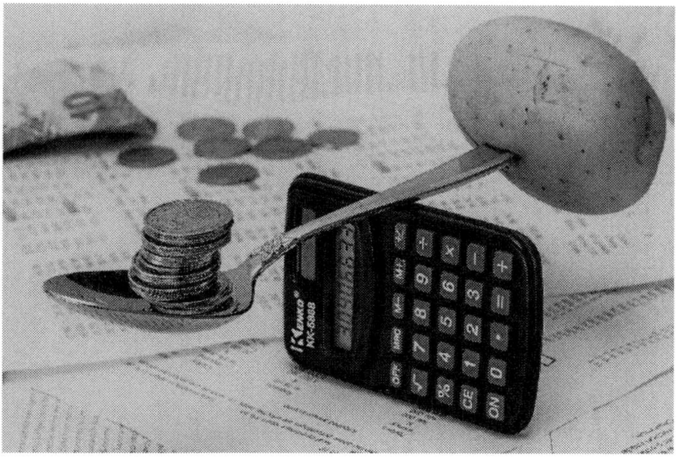

Sämtliche Maßnahmen, die für die Eindämmung einer Pandemie notwendig sind, führen zu wirtschaftlichen Einbußen. Daher muss die Wirtschaft durch den Staat gestützt werden. Die Unterstützung darf aber nicht nur auf Großbetriebe beschränkt werden. Auch MPUs und EPUs benötigen finanzielle Hilfe. Steuererleichterungen, Stundungen von Steuern und Sozialversicherungsbeiträgen erleichtern die wirtschaftliche Last in der Krise. Staatlich garantierte Kredite helfen, die Zeit der Krise zu überbrücken. Zusätzlich muss der Staat nach Abflauen der Pandemie Investitionen tätigen, um die Wirtschaft wieder in

Gang zu bringen. Schnelle Investitionen im Straßen- und Wohnungsbau lassen wieder Geld zu den Betrieben fließen.

Für Investitionen und Unterstützungszahlungen müssen die Staaten neue Kredite aufnehmen. Eine höhere Neuverschuldung ist unvermeidbar, um einen kompletten Zusammenbruch der Wirtschaft zu vermeiden.

Die Pandemie zeigt die Grenzen der Freiheit auf

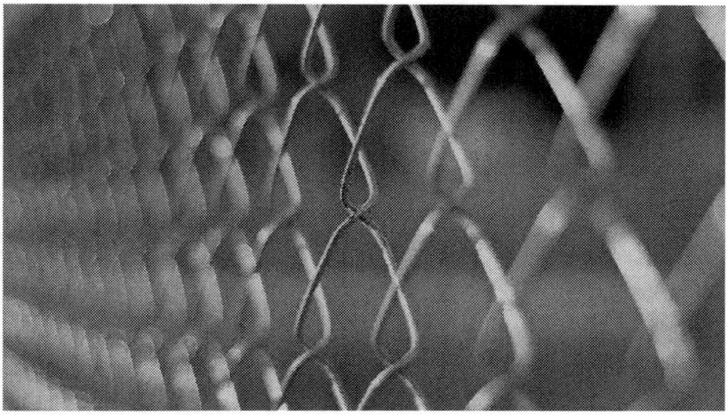

Bewegungsfreiheit ist in Zeiten einer Pandemie eine Illusion. Auch ein grenzenloses Europa kann für einige Zeit nicht mehr bestehen. Der Krisennationalismus hat mit der steigenden Gefahr durch das Virus voll eingesetzt. Hilfen durch Nachbarstaaten sind nur mehr die Ausnahme. Durch die Krise werden Europa und der ganzen Welt die Grenzen der Freiheit aufgezeigt. Die Arbeitsmigration wird in Frage gestellt werden müssen. Es müssen Strategien entwickelt werden, die die Arbeit zu den Menschen verlagern und nicht die Menschen zwingen, zu der Arbeit zu gelangen. Garantien für Schulden von Nachbarstaaten werden in Zeiten der allgemeinen Not nicht mehr von den Staatsbürgern hingenommen werden. Der Zusammenhalt zwischen den Nationen wird immer brüchiger. Sozialsysteme ohne Grenzen werden wahrscheinlich der Vergangenheit angehören.

Der Preis der Zivilisation und des Zusammenlebens ist die Aufgabe von Freiheiten. Das wird vor allem in Zeiten einer Krise deutlich. Konsequente Regeln bestimmen das Zusammenleben. Werden die rigorosen Auflagen nicht beachtet, können schnell chaotische Zustände ausbrechen.

Ein Beispiel für rigorose Maßnahmen ist Singapur. Sofort nachdem der erste Infektionsfall bekannt war, wurden strenge Maßnahmen ergriffen. Die Ärzte waren durch die einige Jahre vorher stattfindende SARS-Pandemie bereits gut geschult und organisiert. Die Lager waren mit medizinischen Materialien gut gefüllt. Für die Bevölkerung wurden unverzüglich besonders restriktive Maßnahmen erlassen. Der Erfolg all dieser Bestimmungen zeigt sich heute. In Singapur ist die Anzahl der infizierten Personen gering. Es gibt noch kein Todesopfer.

Gerade Pandemien sind gut dazu geeignet, die Grenzen der Globalisierung aufzuzeigen. Billigprodukte, die um die ganze Welt transportiert werden, können nicht das Ziel sein. Auch die regionale Wirtschaft muss gestärkt werden. Die Abläufe der internationalen Wirtschaft müssen neu organisiert werden. Entscheidungen sind schnell zum Wohl der gesamten Bevölkerung zu treffen. Zögern und Abwarten sind nicht mehr angebracht, da dieses Verhalten Menschenleben gefährdet. Eine Balance zwischen Freiheit und Ordnung muss hergestellt werden, um weiter ein reibungsloses Zusammenleben und ein Funktionieren der Weltwirtschaft zu gewährleisten. Denn bei einer geregelten Zusammenarbeit können alle von den regionalen Stärken profitieren.

Die Krise und Verschwörungstheorien

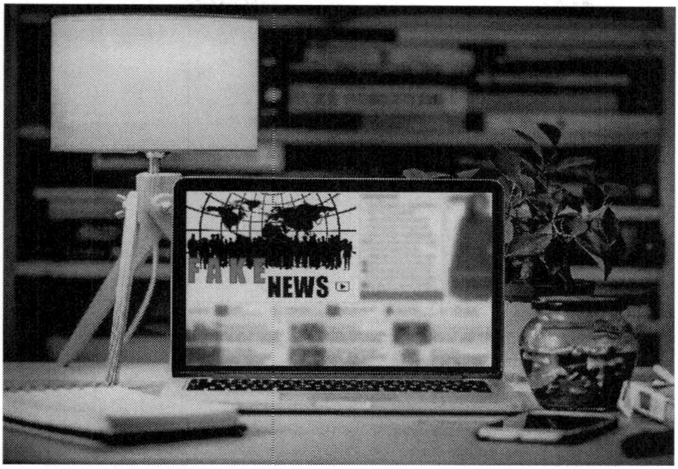

Für die Verbreitung von Fehlinformationen gibt es verschiedene Gründe. Antidemokraten und Extremisten wollen die Verunsicherung der Menschen und ihre Angst verstärken. Das Vertrauen in die Organisationen des Staates soll erschüttert werden. Gefälschte Tonbandaufnahmen von Politikern und falsche Statistiken bezüglich der Zahlen von Erkrankten und Todesopfern tragen das Ihrige dazu bei, das Vertrauen in Regierungen zu erschüttern.

Durch den Nachrichtenfluss, der jeden Tag über alle hereinbricht, ist es kaum möglich, echte Nachrichten von Fake-News zu unterscheiden. Gerüchte verbreiten sich schnell und werden immer weiter durch neue „Tatsachen" ergänzt. Die „Stille Post" ist ins Laufen gekommen.

Teilweise sind auch Fachleute unsicher, wie sollte da der Normalbürger reagieren? Der Wahrheitsgehalt vieler Informationen ist kaum zu überprüfen. Ein Beispiel dafür ist der Vergleich der Pandemie mit dem Grippevirus. Hier sollte vor allem bedacht werden, dass ein Vergleich eigentlich gar nicht möglich ist. Durch eine Impfung kann einer Grippe-Erkrankung vorgebeugt werden. Im Erkrankungsfall stehen erprobte Medikamente zu Verfügung. Beides ist im Fall einer Infektion nicht vorhanden. Es ist daher immer wichtig, möglich die Originalquellen ausfindig zu machen und sich nicht in sinnlosen Verschwörungstheorien zu ergehen. Oft hilft schon logisches Nachdenken. Warum etwa sollte das Virus von dem chinesischen Geheimdienst verbreitet worden sein? Auch die chinesische Bevölkerung und die chinesische Wirtschaft sind stark von den Auswirkungen der Pandemie betroffen. Warum sollten Flüchtlinge sich freiwillig für die Ausbreitung des Virus zur Verfügung stellen. Diese Bevölkerungsgruppe leidet unter der momentanen Situation am meisten, da staatliche Hilfen noch mehr eingeschränkt werden.

Zuverlässige Informationen verweisen immer auf die Quellen, aus denen sie stammen. Sämtliche Inhalte können objektiv nachgeprüft werden. Empfehlungen von staatlichen Stellen und internationalen Organisationen, wie dem Roten Kreuz, sollten eher als glaubwürdig eingestuft werden, als fragwürdige Internetquellen.

Schlusswort

Das Ziel dieses Buches ist es, die Menschheit über Pandemien aus der Vergangenheit aufzuklären, um die heutigen Herausforderungen besser bewältigen zu können. Die Ursachen und der Einfluss verschiedenster Faktoren auf das gesellschaftlich Leben sollen aufgezeigt werden. Die Auswirkungen von Pandemien werden aus den verschiedensten Blickwinkeln beleuchtet.

Dieses Buch soll den Lesern helfen, sich den Herausforderungen der aktuellen Situation zu stellen und die aktuelle Pandemie möglichst unbeschadet zu überstehen.

In diesem Sinn wünsche ich allen Lesern dieses Buches: Bleiben Sie gesund.

Printed in Poland
by Amazon Fulfillment
Poland Sp. z o.o., Wrocław

70234376R00065